W0256614

Hans Jürgen Dornbusch
Ursula Theuretzbacher
Hans Michael Grubbauer

Antibiotikatherapie
im Kindesalter

Springer-Verlag Wien GmbH

Dr. Hans Jürgen Dornbusch
Univ.-Kinderklinik Graz, Österreich

Dr. Ursula Theuretzbacher
Antibiotikazentrum Wien, Österreich

Univ.-Prof. Dr. Hans Michael Grubbauer
Univ.-Klinik für Kinder- und Jugendheilkunde, Graz, Österreich

Die Wiedergabe von Gebrauchsnamen, Handelsnamen, Warenbezeichnungen usw. in diesem Buch berechtigt auch ohne besondere Kennzeichnung nicht zu der Annahme, daß solche Namen im Sinne der Warenzeichen- und Markenschutz-Gesetzgebung als frei zu betrachten wären und daher von jedermann benutzt werden dürfen.

Produkthaftung: Für Angaben über Dosierungsanweisungen und Applikationsformen kann vom Verlag keine Gewähr übernommen werden. Derartige Angaben müssen vom jeweiligen Anwender im Einzelfall anhand anderer Literaturstellen auf ihre Richtigkeit überprüft werden.

Satz und Druck: Adolf Holzhausens Nachfolger, A-1070 Wien
Graphisches Konzept: Ecke Bonk

Gedruckt auf säurefreiem, chlorfrei gebleichtem Papier - TCF

ISBN 978-3-211-82868-7   ISBN 978-3-7091-6558-4 (eBook)
DOI 10.1007/978-3-7091-6558-4

VORWORT

Zahlreiche Neuentwicklungen auf dem Gebiet der antibakteriellen Chemotherapie ermöglichen eine optimal angepaßte Antibiotikatherapie, bringen aber auch eine große Informationsflut, die vom Arzt bewältigt werden muß. Aus diesem Grund wurde das vorliegende Buch so konzipiert, daß es einen Überblick über die Antibiotikatherapie von häufigen Infektionskrankheiten bietet und sowohl dem in Krankenhaus und Praxis tätigen Kinderarzt als auch dem praktischen Arzt die Auswahl des am besten geeigneten Antibiotikums erleichtert.

Der erste Teil gilt den häufigsten Erregern von Infektionskrankheiten in der Pädiatrie. Hier können wichtige Eigenschaften der Erreger und ihre Empfindlichkeit gegenüber den gebräuchlichsten Antibiotika nachgeschlagen werden. Bei nachgewiesenem Erreger können die Informationen dieses Kapitels die Therapieentscheidung erleichtern. Der zweite Teil befaßt sich mit der Kurzbeschreibung der wichtigsten Antibiotikagruppen. Hier sind Angaben zu Spektrum, Indikationen, Nebenwirkungen, Wechselwirkungen und Kontraindikationen zu finden. Im dritten Teil werden Empfehlungen zur empirischen und gezielten Antibiotikatherapie gegeben. Die Therapieempfehlungen sind keine starren Vorgaben, sondern Orientierungshilfen, von denen in begründeten Fällen abgewichen werden kann und muß. Zweck des Buches ist es, bei alltäglichen Problemen der antibakteriellen Therapie im Kindesalter eine rasche Hilfestellung zu bieten. Eine Liste an weiterführenden Büchern soll zur Vertiefung anregen.

Graz, Wien, im August 1996   Die Verfasser

INHALTSVERZEICHNIS

EINLEITUNG 1

BAKTERIOLOGIE 3
Allgemeines 3
A-Streptokokken (Streptococcus pyogenes) 6
B-Streptokokken (Streptococcus agalactiae) 8
Streptococcus pneumoniae 9
Staphylokokken 11
Enterokokken 13
Moraxella catarrhalis 14
Neisseria meningitidis 15
Haemophilus influenzae 16
Escherichia coli 18
Andere Enterobakterien 20
Pseudomonas aeruginosa 22
Andere gramnegative Bakterien 23
Listeria monozytogenes 24
Andere grampositive Stäbchen 25
Anaerobe Bakterien 27
Mycobakterien 29
Borrelia burgdorferi 30
Mykoplasmen 31
Chlamydia trachomatis 32

**BESONDERHEITEN DER ANTIBIOTIKATHERAPIE
BEIM KIND** 33
Pharmakokinetische Aspekte der Antibiotikatherapie 33
Verabreichungsmodus 36
Möglichkeiten der Therapieüberwachung 38

ANTIBIOTIKA 39
Penicilline 39
Parenterale Cephalosporine 48
Orale Cephalosporine 53
Monobactame 55
Carbapeneme 56

Makrolide 58
Lincosamide 61
Trimethoprim 62
Cotrimoxazol-Gruppe 63
Sulfonamide 65
Aminoglykoside 66
Nitrofurane 70
Fusidinsäure 72
Fosfomycin 73
Glycopeptide 74
Nitroimidazole 77
Rifampicin 79
Chloramphenicol 81
Tetrazykline 83
Gyrasehemmer (Fluoquinolone) 85
Lokalantibiotika 87

**ANTIBIOTIKATHERAPIE BEI
LEBERERKRANKUNGEN** 88

**ANTIBIOTIKATHERAPIE BEI
NIERENINSUFFIZIENZ** 89

**EMPFEHLUNGEN ZUR ANTIBIOTIKATHERAPIE
KINDLICHER INFEKTIONEN** 91
Überlegungen vor Beginn einer antibiotischen Therapie 91
Tonsillopharyngitis 92
Akute Otitis media 93
Akute und chronische Sinusitis 95
Epiglottitis 97
Bronchitis 98
Zervikale Lymphadenitis 99
Akute bakterielle Pneumonie 100
Bakterielle Hautinfektionen (Pyodermien) 108
Lyme-Borreliose 109
Katzenkratzkrankheit 110
Augeninfektionen 111
Harnwegsinfektionen 113
Gastrointestinale Infektionen 115

VIII

Knochen-, Gelenkinfektionen 117
Bakterielle Meningitis 119
Sepsis 122
Bakterielle Endocarditis 128
Tuberkulose 129
Weitere wichtige Infektionskrankheiten 132
Antibiotikaprophylaxe 133
Ursachen für Mißerfolge antibiotischer Therapien 140

**INTERNATIONALE SUBSTANZNAMEN UND
   HANDELSNAMEN** 141

WEITERFÜHRENDE LITERATUR 146

INDEX 147

EINLEITUNG

Antibiotika sind in der Kinderheilkunde die am häufigsten verwendeten Medikamente. Vielfach werden bei infektiös bedingten Erkrankungen ohne genaue Differenzierung zwischen viralen und bakteriellen
Ursachen sofort Antibiotika verschrieben, obwohl nur bei wenigen
bakteriellen Infektionen die Latenzzeit bis zum Behandlungsbeginn
eine große Bedeutung hat (bakterielle Meningitis, Sepsis). Von diesen
Überlegungen sind immunsupprimierte Patienten auszuklammern, bei
denen sich das Risiko durch zu späten Therapiebeginn massiv erhöht.
Vor Antibiotikagabe sollte ein Erregernachweis geführt werden, dessen Ergebnis die Optimierung der begonnenen antibiotischen Therapie
ermöglicht.

Im frühen Kindesalter und insbesondere in der Neugeborenenperiode herrschen physiologische Verhältnisse, die die Pharmakokinetik von Antibiotika beeinflussen. In erster Linie machen aber die durch
Unreife bzw. krankheitsbedingt eingeschränkten Leber- und Nieren-
funktionen eine entsprechende Substanzwahl, Adaptierung von Dosis
und Dosierungsintervallen bzw. Kontrolle von Serumspiegeln nötig.

Der wachsende Organismus erfordert eine individuelle und exakte
Dosierung von Antibiotika (mit erhöhter Gefahr von Dosierungsfeh-
lern insbesondere im Neugeborenen- und Säuglingsalter). Durch
altersspezifische Toxizität besteht in der Pädiatrie für bestimmte Antibiotikagruppen eine totale oder eingeschränkte Kontraindikation. Die
Applikationsart richtet sich nach der Krankheit, wobei für die parenterale Therapie die intravenöse Gabe zu bevorzugen ist.

Im Gegensatz zum Erwachsenenalter zeigen viele Infektionskrankheiten bei Kindern oft ein deutlich abweichendes, altersspezifisches
Erregerspektrum. Entsprechend differenziert im Vergleich zum
Erwachsenenalter muß daher die antibiotische Therapie je nach Krankheit, wahrscheinlichen Erregern und Verträglichkeit der Substanz
gestaltet werden.

BAKTERIOLOGIE

U. Theuretzbacher, H. J. Dornbusch, H. M. Grubbauer

Allgemeines

Morphologie

Bakterien unterscheiden sich von anderen Lebewesen durch einen fehlenden Zellkern und fehlende Zellorganellen sowie durch den Besitz spezieller Zellwandbausteine. Die Bakterienzelle besteht in den meisten Fällen aus einer formgebenden Zellwand, der zytoplasmatischen Membran, dem Zytoplasma und der Erbinformation. Als zusätzliche Strukturen können Kapseln, Geißeln, Pili oder Sporen vorhanden sein. Die Gestalt der Bakterien leitet sich von der Grundform eines Stäbchens oder Kügelchens ab. Darüberhinaus gibt es auch spiralig gedrehte Formen. Die Morphologie allein erlaubt keine ausreichende Unterscheidung zwischen verschiedenen Bakterienarten.

Klassifikation

Die Klassifikation der medizinisch bedeutsamen Bakterien folgt vor allem praktischen Gesichtspunkten und dient dem Wiedererkennen und Bestimmen der beschriebenen Formen. Unter Klassifikation versteht man die Anordnung von Einheiten zu Gruppen größerer Einheiten. Die Grundeinheit, die Reinkultur eines isolierten Bakteriums, ist der Stamm. Stämme mit grundsätzlicher Übereinstimmung wichtiger Merkmale werden zu Arten (Spezies) zusammengefaßt, in Gattungen (Genera) geordnet und diese wiederum zu Familien gruppiert. Der Bakterienname setzt sich aus dem Gattungs- und Artnamen zusammen. Aufgrund neuer Erkenntnisse ist die Klassifikation immer Änderungen unterworfen, was sich in häufigen Namensänderungen äußert (z.B. Gattung Bacteroides, seltenere Pseudomonas-Verwandte).

Pathogenitäts- und Virulenzfaktoren

Bei einer Infektion stehen die Anzahl der eingedrungenen Erreger und erregerspezifische Virulenzfaktoren der Immunabwehr des Wirtes gegenüber. Virulenz bedeutet den Grad der Pathogenität einzelner Stämme einer Spezies. Bei bakteriellen Infektionskrankheiten spielen Toxine für die Erklärung der Pathogenese eine zentrale Rolle. Exotoxine (z.B. Enterotoxine) und Endotoxine (z.B. Lipopolysaccharid gramnegativer Erreger) sind ebenso wichtig wie Adhäsion an Mukosaepithelzellen, Kapselbildung (z.B. Klebsiella, Pneumokokken, Haemophilus), Resistenz gegen intrazelluläre Abtötung, Serumresistenz und andere Faktoren.

Bakteriologische Diagnostik

Die Qualität und die schnelle Verarbeitung des gewonnenen Materials sowie eine effiziente Kommunikation zwischen Arzt und Mikrobiologen sind entscheidende Voraussetzungen für einen aussagekräftigen Befund.

<u>Allgemeines zur Probenentnahme:</u>
Zeitpunkt: im allgemeinen vor Beginn der Antibiotikatherapie
Material: Blut, Liquor, Harn, Stuhl, diverse Abstriche und Biopsiematerial, Pleura-, Perikardial-, Peritoneal- und Synovialflüssigkeit, Bronchialsekret
Materialabnahme: Kontamination vermeiden
Transport: umgehender Transport zum Labor; wenn dies nicht möglich ist, sachgerechte Zwischenlagerung
Information: Proben müsssen exakt gekennzeichnet sein, vor allem Art des Materials, gewünschte Untersuchung, ev. Spezialuntersuchungen, anamnestische Besonderheiten (z.B. Auslandsaufenthalt), klinische Diagnose, vorangegangene Antibiotikatherapie, Abnahmezeitpunkt

---

Zur Identifikation eines Erregers werden verschiedene Methoden angewandt: Mikroskopische Methoden führen in Kombination mit verschiedenen Färbe- und Markierungstechniken und unterschiedlichen Beleuchtungsverfahren vor allem zur morphologischen Bewertung der Bakterien. Kulturverfahren sind notwendig, um die einzelnen Komponenten einer Mischinfektion oder Begleitflora zu trennen und eine Resistenztestung durchzuführen. Selektiv- und Indikatormedien erleichtern die Erregerdiagnose. Antigene der Erreger oder die gegen sie gerichteten Antikörper werden mit Hilfe verschiedener serologischer Methoden zum Erregernachweis genutzt. Gentechnische Methoden ermöglichen schließlich einen hochempfindlichen und zeitsparenden Nachweis von DNS-Sequenzen der gesuchten Keimart.

A-Streptokokken (Streptococcus pyogenes)

Charakterisierung

Die grampositiven Kokken bilden kurze Ketten. Sie werden nach Zellwandantigenen klassifiziert und gruppiert. Ein typisches Merkmal der serologischen Gruppe A ist die β-Hämolyse (vollständige Hämolyse), die durch die zwei Hämolysine Streptolysin S und O entsteht. Das M-Protein ist der wichtigste Virulenzfaktor der A-Streptokokken und behindert die Phagozytose durch neutrophile Granulozyten. Aufgrund von Antigenunterschieden im M-Protein können über 80 Serotypen unterschieden werden.

Lysogene Stämme sind durch das integrierte Genom eines Virus (Bakteriophagen) charakterisiert und können dadurch das erythrogene Toxin (Scharlachexanthem) produzieren.

Rheumatogene Stämme (hauptsächlich Serotypen M3, M6 und M18) haben eine ausgeprägte Kapsel und sind reich an M-Protein. Sie können zu einer Autoimmunantwort führen, die durch eine vorangegangene Infektion mit einem rheumatogenen A-Streptokokken-Stamm verursacht wurde, aber auch von genetischen Prädispositionen und anderen Wirtsfaktoren abhängt. Die M-Proteine der genannten Serotypen haben bestimmte Epitope (für die Spezifität typischer Bereich des Antigens), die denen des menschlichen Herzmuskels entsprechen. Antikörper gegen diese Epitope verursachen eine Kreuzreaktion und können das Herzgewebe schädigen.

Nephritogene Stämme (hauptsächlich Serotypen M 12, 49, 55, 57, 60) können eine akute Glomerulonephritis nach sich ziehen. Diese ist aber nicht spezifisch für A-Streptokokken und im Kindesalter sehr selten.

Krankheitsbilder

> Eitrige Angina, Scharlach, Impetigo, Erysipel,
> nekrotisierende Fasciitis/Pyomyositis,
> Wund- und Verbrennungsinfektionen

Antibiotikaempfindlichkeit

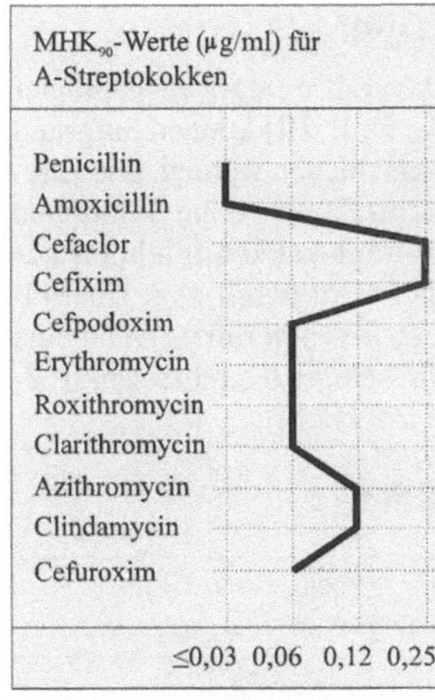

A-Streptokokken sind hochempfindlich gegenüber Penicillin. Schon Konzentrationen von 0,01 µg/ml töten diese Bakterien ab. Resistenzen gegenüber Penicillin sind bisher nicht bekannt. Tetrazyklin- und Makrolid-Resistenzen unterscheiden sich von Land zu Land in Abhängigkeit von den Verschreibungsgewohnheiten. Cotrimoxazol eignet sich nicht zur Therapie von A-Streptokokken-Infektionen. Gute Alternativen für die Therapie von leichten bis mittelschweren Infektionen stellen die Makrolide und Clindamycin dar. Auch viele Cephalosporine eignen sich für eine Therapie. Gegen ruhende Streptokokken sind die zellwandaktiven β-Laktamantibiotika unwirksam. Infektionen mit ausgedehnten Nekrosen (Fasciitis, Pyomyositis) müssen zur Verhinderung eines toxischen Schocks mit Clindamycin behandelt werden.

B-Streptokokken (Streptococcus agalactiae)

Charakterisierung

B-Streptokokken sind grampositive Kokken mit weniger ausgeprägter (β-Hämolyse. Verschiedene Typen (Ia, Ib, Ic, II, III) können aufgrund der Antigene der Polysaccharidkapsel unterschieden werden. Die Erreger kommen bei 1/3 der Frauen im Genitaltrakt vor, ohne Symptome zu verursachen. Die frühe Form der B-Streptokokken-Infektion des Säuglings (innerhalb der 1. Lebenswoche) wird durch eine Übertragung von der Mutter über die Geburtswege hervorgerufen. Wenn eine Infektion nach der 1. Lebenswoche auftritt, stammen die Erreger größtenteils aus der Umgebung (nosokomiale Infektion!).

Krankheitsbilder

> Pneumonie, Sepsis, Meningitis, Osteomyelitis
> während der ersten 3 Lebensmonate

Antibiotikaempfindlichkeit

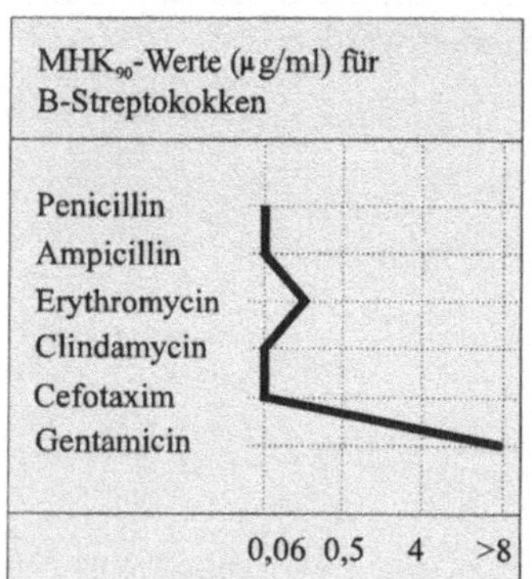

B-Streptokokken weisen eine etwas schwächere Empfindlichkeit gegenüber Penicillinen auf als A-Streptokokken. Über B-Streptokokken mit mäßiger Empfindlichkeit oder Resistenz gegenüber Penicillin wurde in Einzelfällen berichtet. Bei Rezidiven oder schlechtem Ansprechen einer Penicillin-Therapie könnte die bakterizide Wirkung reduziert sein. Diese Toleranz ist mit bakteriologischen Routinemethoden nicht erkennbar. Bei schweren Infektionen sollte daher die Kombination bestehend aus Penicillin + Aminoglykosid vorgezogen werden, da eine synergistische Wirkung erwartet werden kann.

Streptococcus pneumoniae

Charakterisierung

Streptococcus pneumoniae (Pneumokokken) sind grampositive Diplokokken, die mit einer Polysaccharidkapsel umgeben sind. Die Kapsel ist ausschlaggebend für die pathogene Wirkung der Pneumokokken, da sie antiphagozytisch wirkt. Pneumokokken sind typische extrazelluläre Erreger, die nur außerhalb von Phagozyten pathogen sind. Sie produzieren Toxine wie z.B. Pneumolysin und verschiedene Oberflächenproteine und Zellwandbestandteile, die für die Pathogenese eine entscheidende Rolle spielen, indem sie entweder als Mediatoren der Entzündungsreaktion wirken oder direkt Gewebezellen angreifen können. Gemäß verschiedener Kapselantigene können 84 Serotypen unterschieden werden. Bei Atemwegsinfektionen herrschen die Serotypen 6, 14, 19, 23 vor.

Krankheitsbilder

Akute Otitis media, akute bakterielle Sinusitis, Pneumonie, Meningitis, Sepsis.

Antibiotikaempfindlichkeit

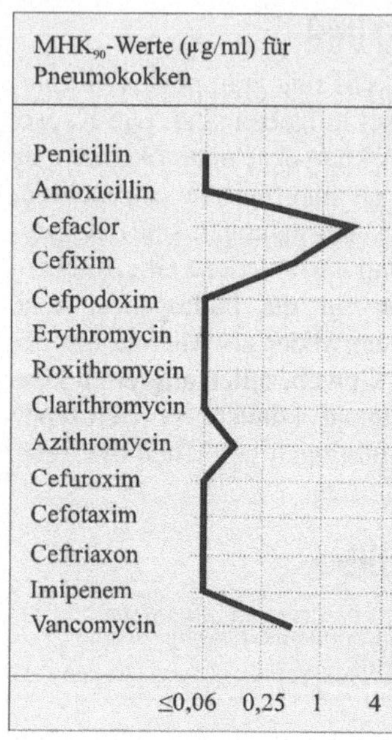

Zu den wirksamsten Pneumokokken-Antibiotika gehören die β-Laktamantibiotika. Penicillin und Amoxicillin üben eine schnelle bakterizide Wirkung aus. Pneumokokken-Infektionen konnten bis vor einigen Jahren problemlos mit den gängigen oralen Antibiotika behandelt werden, wobei Penicillin seit 50 Jahren Mittel der Wahl ist. Diese günstige Situation beginnt sich weltweit zu verändern. Pneumokokken mit reduzierter Penicillin-Empfindlichkeit wurden bereits in allen Ländern registriert, allerdings mit regional sehr unterschiedlicher Häufigkeit. Frankreich, Ungarn, Spanien und Südafrika sind die Resistenzzentren mit teilweise über 50% Penicillin-resistenten Stämmen. In Deutschland, Österreich und Schweiz sind resistente Pneumokokken noch eine Seltenheit. Penicillin-resistente Pneumokokken können nicht mit oralen Cephalosporinen abgetötet werden und sind zu einem hohen Prozentsatz auch gegenüber Makroliden, Tetrazyklinen und Cotrimoxazol resistent. Die einzige Möglichkeit, diesem Trend zur Multiresistenz zu entkommen, ist der verantwortungsvolle und zurückhaltende Einsatz aller Antibiotika. Pneumokokken mit mäßiger Penicillin-Empfindlichkeit können erfolgreich mit Amoxicillin behandelt werden. Wenn die Stämme allerdings hochresistent sind (MHK gegenüber Penicillin >2 µg/ml), kommen nur noch Cefpirom, Cefepim, Imipenem, Vancomycin und ev. Cefotaxim in Frage. In jedem Fall müssen die MHK-Werte Penicillin-resistenter Pneumokokken gegenüber anderen β-Laktamen ermittelt werden.

Staphylokokken

Charakterisierung

Staphylococcus aureus: Die grampositiven Kokken können Haut- und Schleimhäute des Menschen vorübergehend besiedeln. Ca. 25% der gesunden Erwachsenen sind mit dieser Bakterienart kolonisiert. Sie gehören aber nicht zur Normalflora der Haut, wie z.B. Staphylococcus epidermidis. Von den meistens harmlosen Hautbewohnern wird Staphylococcus aureus durch die positive Koagulase-Reaktion unterschieden. Die Isolierung von Staphylococcus aureus aus dem oberen Respirationstrakt beweist noch nicht seine Pathogenität; die Befunde sind mit Vorsicht zu interpretieren. Zahlreiche Toxine und Enzyme erleichtern es den Bakterien, sich erfolgreich gegen Phagozyten zu behaupten.

Staphylococcus epidermidis: Als Komponente der normalen Hautflora können diese Erreger nur unter bestimmten Bedingungen pathogen werden. Ihre besondere Fähigkeit, zu haften und eine Schleimmatrix zu bilden, befähigt sie zu effizienter Besiedelung von Kunststoffimplantaten und Kathetern.

Krankheitsbilder

<table>
<tr><td>

Staphylococcus aureus

Haut- Weichteilinfektionen:
    Abszesse, Furunkel, Impetigo, Wundinfektionen
Nosokomiale Infektionen:
    Pneumonie, Sepsis (intravasale Katheter!)
Knocheninfektionen:
    Osteomyelitis
Toxin-bedingte Erkrankungen:
    Enterocolitis, Toxic-Shock-Syndrom, Staphylococcal-Scalded-Skin-Syndrom

Staphylococcus epidermidis

Nosokomiale Infektionen:
    Infektionen bei Kunststoffimplantaten, Bakteriämie bei intravasalen Kathetern

</td></tr>
</table>

Antibiotikaempfindlichkeit

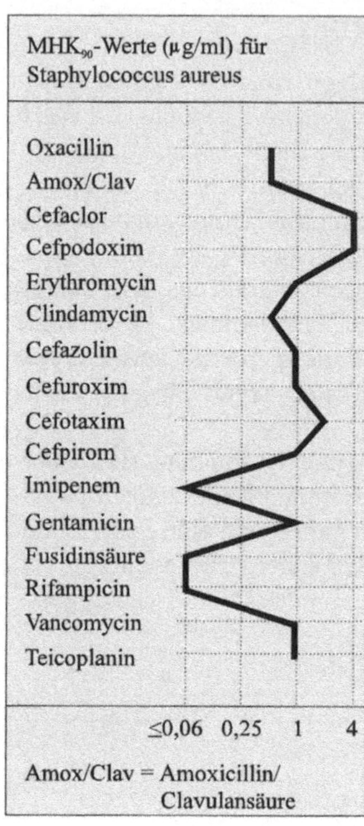

Fast alle Staphylokokken produzieren β-Laktamasen, die vor allem Penicilline (Penicillin, Aminopenicilline ohne β-Laktamasehemmer) zerstören. Bei Einsatz neuer oraler Cephalosporine (Cefixim, Ceftibuten, Cefetamet) sollte die mangelnde Staphylokokken-Wirkung beachtet werden. Die Aktivität der Makrolide ist sehr variabel bei teilweise hohen Resistenzraten. Methicillin (Oxacillin)-resistente Staphylococcus aureus-Stämme (MRSA) weisen veränderte Penicillin-Binde-Proteine auf und sind daher resistent gegenüber allen β-Laktamantibiotika. Größtenteils sind diese Methicillin-resistenten Staphylokokken multiresistent, d.h. die meisten Antibiotika mit Ausnahme der Glykopeptide (Vancomycin, Teicoplanin) sind unwirksam. Außerhalb des Krankenhauses spielen MRSA keine Rolle. Im Krankenhaus können sie allerdings wegen ihrer schweren Behandelbarkeit und ihrer leichten Übertragbarkeit große Probleme hervorrufen.

Enterokokken

Charakterisierung

Enterokokken sind grampositiven Kokken, die früher der serologischen Gruppe D der Streptokokken zugeordnet wurden. Die häufigste Art ist Enterococcus faecalis, weit seltener kommen Enterococcus faecium und andere Enterococcus-Spezies vor.

Krankheitsbilder

Nosokomiale Infektionen, Endokarditis, Infektionen im Bauchraum und im kleinen Becken (meistens Mischinfektionen), Harnwegsinfektionen

Antibiotikaempfindlichkeit

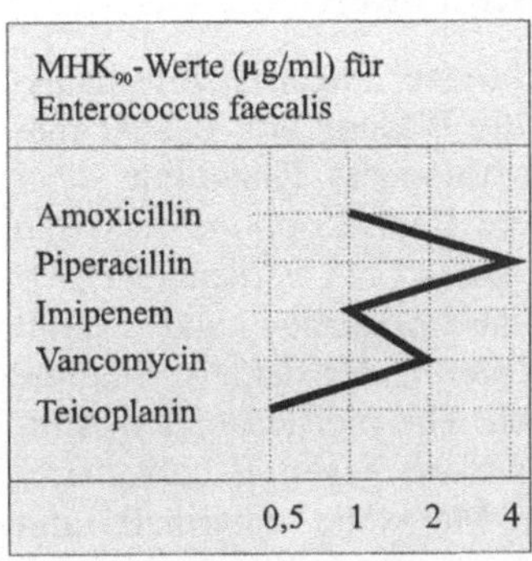

Enterococcus faecalis ist unempfindlich gegenüber den meisten Antibiotika. Bei Enterococcus faecium und anderen Enterokokken-Arten ist diese Unempfindlichkeit noch ausgeprägter. Mittel der Wahl bei leichteren Infektionen sind die Aminopenicilline. Bei schwereren Infektionen muß das Aminopenicillin mit Gentamicin kombiniert werden, da erst der ausgeprägte Synergismus zu einer bakteriziden Wirkung führt. Als Alternative bei Penicillinallergie gelten die Glykopeptide (Vançomycin, Teicoplanin). Die Resistenzen (high level) gegenüber Gentamicin nehmen weltweit zu, wodurch Gentamicin als Kombinationspartner ausfällt und nur noch in Einzelfällen eine bakterizide Wirkung erzielt werden kann. Auch Vancomycin-resistente Stämme werden zunehmend häufiger beschrieben. Die extrem seltene Resistenz gegenüber Ampicillin ergänzt die mögliche Multiresistenz. Präventive Maßnahmen, wie Reduktion des Selektionsdruckes durch gezielten Einsatz aller Antibiotika und strikte Hygienevorschriften sind die einzige Möglichkeit, diesem Problem zu begegnen.

Moraxella catarrhalis

Charakterisierung

Synonyme: Branhamella catarrhalis, Neisseria catarrhalis
Die gramnegativen länglichen Kokken (kokkoide Kurzstäbchen) sind hauptsächlich Schleimhautparasiten des oberen Respirationstraktes und wurden lange als apathogen unterschätzt. Die spontane Heilungsrate ist bei Moraxella catarrhalis höher als bei Pneumokokken.

Krankheitsbilder

akute Otitis media,
akute Sinusitis

Antibiotikaempfindlichkeit

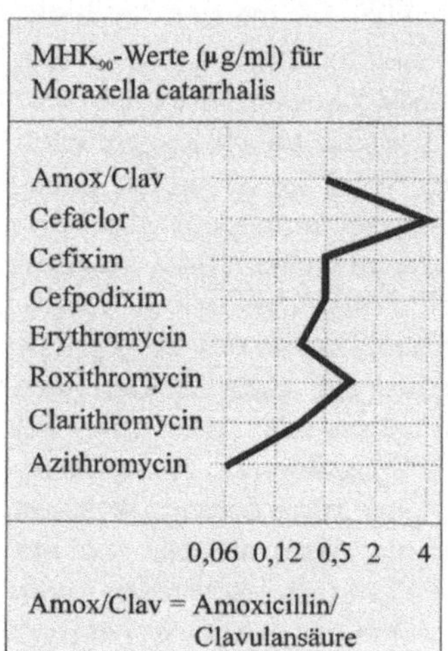

Ihr wichtigster Resistenzmechanismus ist die Bildung von β-Laktamasen, die besonders Penicilline, aber auch ältere Cephalosporine zerstören können. In den USA werden über 80% β-Laktamase-bildende und somit Aminopenicillin-resistente Stämme angegeben. Die meisten oralen Antibiotika wirken gegen β-Laktamase-bildende Moraxella catarrhalis mit Ausnahme von Penicillin, Aminopenicillinen ohne β-Laktamasehemmer und alten oralen Cephalosporinen.

Neisseria meningitidis

Charakterisierung

Neisserien sind gramnegative Diplokokken. Sie werden sehr schnell phagozytiert und sind deshalb auch intrazellulär im Gram-Präparat sichtbar. Die meisten Isolate bilden eine kleine Kapsel, die eine Aufteilung in verschiedene Serogruppen (am häufigsten A-C) erlaubt. In Mitteleuropa herrscht die Serogruppe B, in Afrika die Serogruppe A vor. Impfstoffe wirken nur gegen Meningokokken der Gruppe A und C, da das Kapselpolysaccharid des Typs B wenig immunogen ist. Das bei Zerfall freigesetzte Endotoxin ist der wichtigste Virulenzfaktor. Meningokokken können den oberen Respirationstrakt besiedeln, ohne zu einer Erkrankung zu führen. Neisserien sind sehr empfindlich gegenüber Umwelteinflüssen, werden daher hauptsächlich direkt über Aerosole übertragen. Der Mensch ist das einzige Reservoir dieser Erreger.

Krankheitsbilder

Meningitis, Sepsis, Angina, Pneumonie

Antibiotikaempfindlichkeit

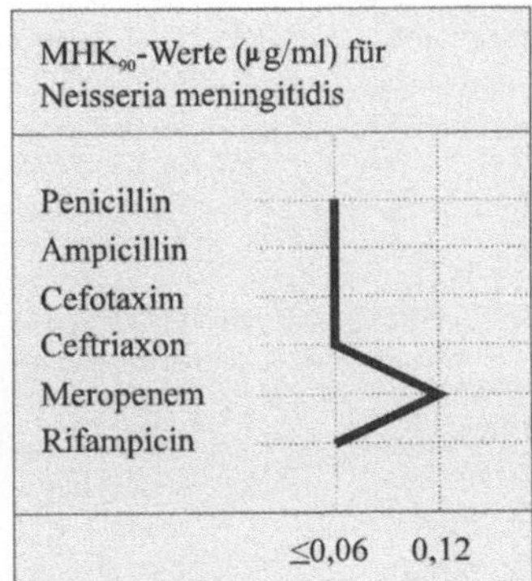

Meningokokken sind hochempfindlich gegenüber Penicillin und parenteralen Cephalosporinen der 3. Generation. Trotz der geringen Liquorgängigkeit dieser Antibiotika wirken sie in hoher Dosierung verläßlich bakterizid. In den letzten Jahren hat die Anzahl an Meningokokken mit reduzierter Empfindlichkeit gegenüber Penicillin (veränderte Penicillin-Binde-Proteine) zugenommen. Ceftriaxon bleibt bei reduzierter Penicillin-Empfindlichkeit wirksam. Eine Expositionsprophylaxe bei engem Kontakt zu einem Erkrankten ist mit Rifampicin möglich. Orale β-Laktamantibiotika und Makrolide sind zur Eliminierung von kontaminierenden Meningokokken ungeeignet.

Haemophilus influenzae

Charakterisierung

Haemophilus influenzae ist ein schmales gramnegatives Stäbchen. Die Erreger können bekapselt (Serotypen a-f) oder unbekapselt (= nicht typisierbar) sein. Der bedeutendste Serotyp der bekapselten Stämme ist Typ B (Hib). 95% der invasiven Haemophilus influenzae-Infektionen bei Kindern unter 6 Jahren, nämlich Meningitis, Pneumonie, septische Arthritis und Epiglottitis, werden durch Serotyp B verursacht. Bei guter Durchimpfungsrate der Kleinkinder kann die Häufigkeit von Haemophilus influenzae Typ B-Infektionen drastisch gesenkt werden. Die Haemophilus-Impfung schützt nicht gegen Infektionen durch unbekapselte Stämme. Unbekapselte Haemophilus influenzae-Stämme sind Schleimhautparasiten und führen bei lokaler Abwehrschwäche zu akuter Otitis media oder Sinusitis.

Krankheitsbilder

akute Otitis media, akute Sinusitis,
Epiglottitis, Meningitis, Pneumonie,
septische Arthritis, Endokarditis, Osteomyelitis

Antibiotikaempfindlichkeit

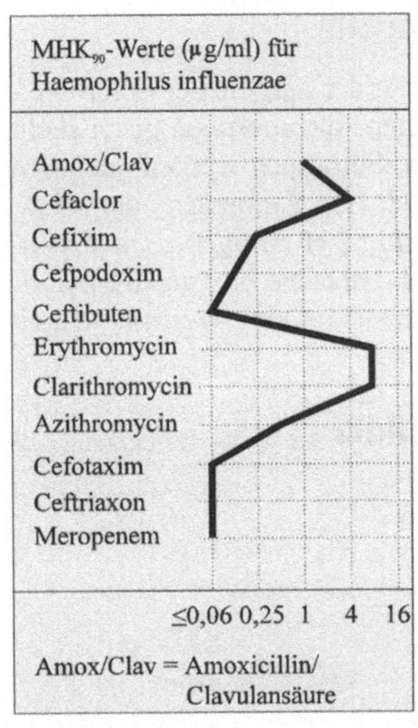

Haemophilus wird durch viele orale Antibiotika gehemmt. Moderne Cephalosporine benötigen die geringsten Konzentrationen, um Haemophilus zu eliminieren. Das wichtigste Resistenzproblem, die Produktion von β-Laktamasen, betrifft die Aminopenicilline. Weltweit steigt die Zahl an β-Laktamase-bildenden Stämmen an. In der amerikanischen Literatur werden schon bis 50% β-Laktamase-bildende Stämme angegeben. In den deutschsprachigen Ländern ist die Aminopenicillin-Resistenz noch wesentlich seltener (5-10%). Durch Kombination mit β-Laktamasehemmern kann diesem Problem begegnet werden. Cefaclor und Erythromycin weisen eine nur mäßige bis schlechte Wirksamkeit gegenüber Haemophilus auf. Clarithromycin wird im Körper metabolisiert. Der Hauptmetabolit wirkt ebenfalls antibakteriell und führt zu einer additiven oder konzentrations- und Stamm-abhängigen synergistischen Wirkung gegen Haemophilus. Die erreichten minimalen Hemmkonzentrationen der Clarithromycin-Clarithromycinmetabolit-Kombination liegen im Bereich der MHK-Werte für Erythromycin oder eine Verdünnungsstufe darunter. Der Vorteil von Clarithromycin gegenüber Erythromycin liegt nicht so sehr in besseren MHK-Werten, sondern in höheren Konzentrationen am Ort der Infektion. Azithromycin hat – verglichen mit den übrigen Makroliden – die beste in vitro-Wirksamkeit gegen Haemophilus.

Escherichia coli

Charakterisierung

Escherichia coli ist der wichtigste Vertreter der Familie der Enterobakterien. Diese sind gramnegative Stäbchen, die morphologisch nicht voneinander abgegrenzt werden können. Serotypen werden nach den Oberflächen (O)-, Kapsel (K)- und Geißel (H)- Antigenen unterschieden. Für E. coli gibt es 158 O-, 93 K- und 52 H-Antigene. Die Pathogenität wird durch verschiedene Toxine, Adhäsine und andere Faktoren bestimmt. Verschiedene Krankheitsbilder werden durch unterschiedliche E. coli-Typen verursacht.

Krankheitsbilder

ambulant erworbene **Harnwegsinfektionen,**
nosokomoiale Infektionen (Harnwegsinfektionen, Pneumonie, Peritonitis, Sepsis),
Meningitis und Sepsis bei Früh- und Neugeborenen
Darminfektionen:

enteropathogene E. coli (EPEC)	Säuglingsenteritis
O55, O111, O114, O125, O127 u.a.	
enterotoxische E. coli (ETEC)	Reisediarrhoe
O25, O78	
enteroinvasive E. coli (EIEC)	ruhrähnliche Erkrankung
z.B. O26, O28, O128	
enterohämorrhagische E. coli (EHEC)	Durchfälle
Verotoxin-produzierende E. coli (VTEC)	Hämolytisch-urämisches
O157/H7	Syndrom

Antibiotikaempfindlichkeit

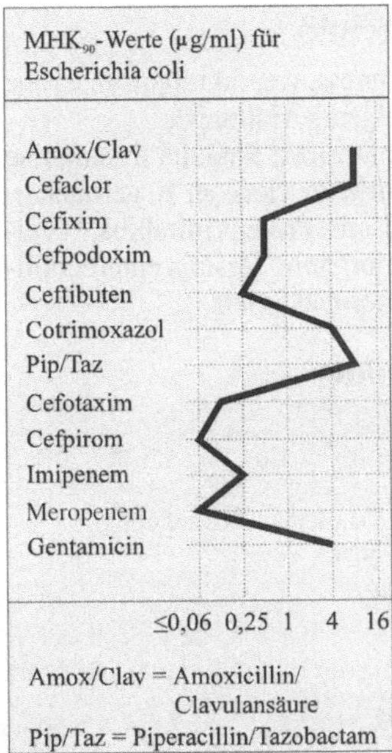

E. coli-Stämme, die von ambulant erworbenen Infektionen isoliert werden, sind sensibel gegenüber vielen oralen Antibiotika. Besonders moderne orale Cephalosporine (ev. auch Aminopenicilline/β-Laktamasehemmer) sind hoch aktiv. Ältere orale Cephalosporine wie Cefaclor und Cefalexin wirken ebenfalls bei leichteren E. coli-Infektionen.

Bei schweren nosokomialen Infektionen sind Cephalosporine der 3. Generation die am häufigsten verwendeten Antibiotika. E. coli produziert viele unterschiedliche β-Laktamasen. Die häufigsten β-Laktamasen, die plasmidisch kodierten TEM 1 und 2, können die Cephalosporine der 2. und 3. Generation, Carbapeneme und Penicilline+β-Laktamasehemmer nicht zerstören. Stämme mit chromosomal kodierten Typ 1 Cephalosporinasen mit mutierter Regulation (dereprimierte Stämme = überproduzierende Stämme) produzieren riesige Mengen an β-Laktamasen, die Cephalosporine der 3. Generation, aber nicht Carbapeneme, zerstören. Ein weiteres Resistenzproblem sind veränderte plasmidische β-Laktamasen (extended spectrum-β-Laktamasen), die ebenfalls Cephalosporine der 3. Generation, aber nicht Carbapeneme, zerstören. Resistenz, die nicht auf der Bildung von β-Laktamasen beruht, wird durch Permeabilitätsveränderungen hervorgerufen.

Andere Enterobakterien

Charakterisierung

Zu der Familie der Enterobakterien (gramnegative, fakultativ anaerobe Stäbchen) gehören außer E. coli noch folgende Gattungen:

Salmonella typhi, S. paratyphi, S. enteritidis, Shigella dysenteriae u.a., Klebsiella pneumoniae u.a., Enterobacter cloacae, E. aerogenes, Citrobacter freundii u.a., Serratia marcescens, Proteus mirabilis, P. vulgaris, Providencia rettgeri, Morganella morganii, Yersinia enterocolitica, Y. pseudotuberculosis und andere Enterobakterien.

Krankheitsbilder

Salmonella:	Typhus, Paratyphus, Gastroenteritis, systemische Infektionen bei Abwehrschwäche
Shigella:	Diarrhoe, bakterielle Ruhr (beides sehr selten)
Yersinia:	Diarrhoe, Pseudoappendizitis
Klebsiella:	nosokomiale Infektionen
Enterobacter:	nosokomiale Infektionen
Citrobacter:	nosokomiale Infektionen
Proteus mirabilis:	Harnwegsinfektionen
Proteus vulgaris:	nosokomiale Infektionen
Serratia:	nosokomiale Infektionen
Providencia:	nosokomiale Infektionen
Morganella:	nosokomiale Infektionen

Antibiotikaempfindlichkeit

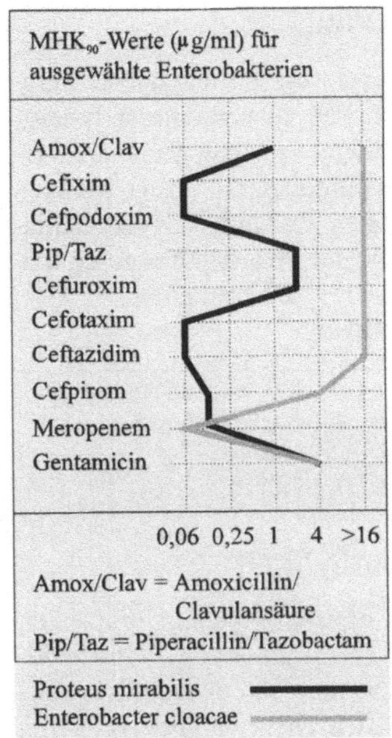

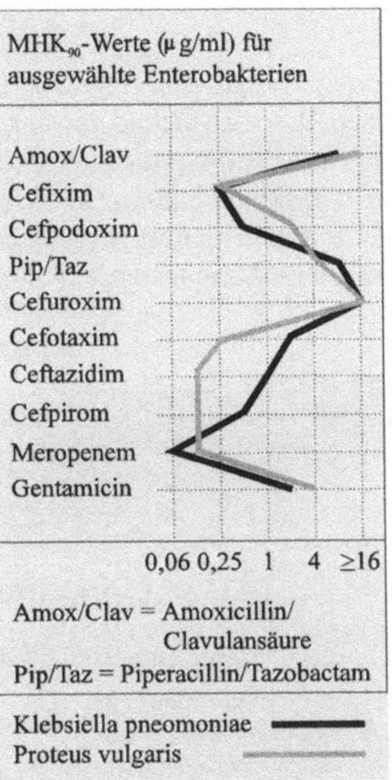

Die gramnegativen Bakterien sind in bezug auf die Antibiotikaempfindlichkeit eine inhomogene Gruppe. Besonders bei schweren nosokomialen Infektionen ist immer eine gezielte Behandlung nach Antibiogramm anzustreben. Im allgemeinen haben die neuen Cephalosporine, Carbapeneme und Aminoglykoside eine gute Wirkung gegen gramnegative Stäbchen. Multiresistente Stämme sind häufig. Bei Klebsiella-Stämmen werden immer häufiger neue Breitspektrum-β-Laktamasen gefunden (extended spectrum-β-Laktamasen, s. Seite 19), die Cephalosporine der Cefotaxim-Gruppe, aber nicht Carbapeneme, zerstören. Dereprimierte Stämme von Enterobacter und Morganella produzieren ständig riesige Mengen an β-Laktamasen (s. Seite 19). Solche Bakterien werden während der Therapie mit Cephalosporinen der Cefotaxim-Gruppe selektioniert und führen zur Resistenzentwicklung während der Therapie.

Pseudomonas aeruginosa

Charakterisierung

Pseudomonas aeruginosa ist ein anspruchsloses, gramnegatives Stäbchen, das vorwiegend abwehrgeschwächte Patienten gefährdet. P. aeruginosa kann mit Hilfe der Pyocine und Bakteriophagen gruppiert werden. Mukoide Stämme bei Mukoviszidose produzieren riesige Mengen an extrazellulärem Polysaccharid, können dadurch das Bronchialepithel effizienter besiedeln und sind vor der Phagozytose geschützt.

Krankheitsbilder

Infektionen bei neutropenischen Kindern, Sepsis, nosokomiale Harnwegsinfektionen, Beatmungspneumonien, Infektionen bei Verbrennungen, Lungeninfektionen bei Mukoviszidose,
Otitis externa, Augeninfektionen (Keratitis)

Antibiotikaempfindlichkeit

Für die Therapie eignen sich Ceftazidim, Cefpirom, Cefepim, Imipenem, Meropenem, Aztreonam, Piperacillin/Tazobactam und Aminoglykoside. Die Resistenzen gegenüber Azlocillin und Piperacillin sind regional unterschiedlich hoch. Bei lebensbedrohlichen Infektionen wird meistens eine Antibiotikakombination, bestehend aus β-Laktam + Aminoglykosid, verwendet, um eine synergistische Wirkung zu erzielen. Porine von Pseudomonas aeruginosa behindern den Durchtritt vieler Antibiotika in stärkerem Ausmaß als bei anderen gramnegativen Erregern. Resistenzmechanismen gegenüber β-Laktamantibiotika beruhen daher vor allem auf veränderten Porinen und dadurch reduzierter Permeabilität für die antibiotischen Substanzen, aber auch auf chromosomalen Typ 1 und plasmidischen β-Laktamasen.

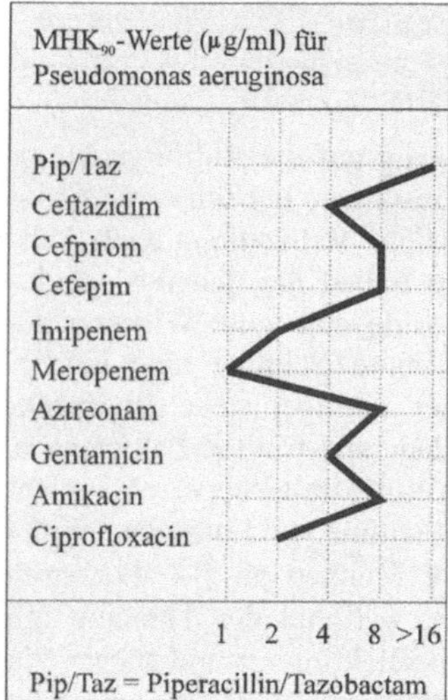

Andere gramnegative Bakterien

Charakterisierung

Legionella pneumophila: kleine, aerobe, gramnegative und unbekapselte Stäbchen, kommen ubiquitär in feuchten Habitaten vor, können sich in Phagozyten vermehren (fakultativ intrazellulär).
Bordetella pertussis: kokkoide gramnegative Bakterien, haften an Zilien des Bronchialepithels, dringen aber nicht in Zellen ein und produzieren pathogenetisch wirksame Toxine. Bordetellen kommen nur beim kranken Menschen vor.

Krankheitsbilder

Legionella:	Pneumonie (Legionärskrankheit), unspezifische fieberhafte Erkrankung (Pontiac-Fieber)
Bordetella:	Keuchhusten, Pneumonie

Antibiotikaempfindlichkeit

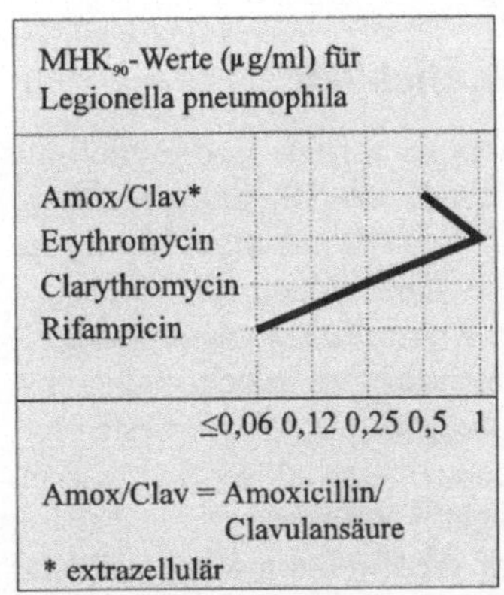

Makrolide sind Mittel der Wahl bei *Legionella*-Infektionen. Da die Erreger von Phagozyten, besonders Alveolarmakrophagen, nicht abgetötet werden können, muß ein Antibiotikum mit ausreichenden intrazellulären Konzentrationen gewählt werden. Bei schweren Infektionen ist eine Kombinationstherapie mit Rifampicin erforderlich.

Wenn eine Antibiotikatherapie des *Keuchhustens* wirksam sein soll, muß sie bereits im katarrhalischen Stadium begonnen werden, also zu einem Zeitpunkt, wo die Diagnose meistens noch nicht gestellt ist. Makrolide haben sich am besten zur Therapie des Keuchhustens im frühesten Stadium bewährt. Als Expositionsprophylaxe oder frühe Therapie bei nahen Familienangehörigen eignen sich ebenfalls Makrolide.

Listeria monozytogenes

Charakterisierung

Listerien sind grampositive Stäbchen, die in der Natur weitverbreitet sind. Sie können viele Tiere kolonisieren oder infizieren. Die Erreger gelangen über die Nahrungskette (Kuh-, Schafprodukte) in den Menschen. Manche Stämme können relativ resistent gegenüber Kälte (Kühlschranktemperatur) und Hitze (Pasteurisierung) sein. Neonatale Infektionen können bei mütterlicher Vaginalbesiedelung unter der Geburt erworben werden. Die intrauterine Infektion führt beim Kind zum Krankheitsbild der Granulomatosis infantiseptica. Fehl- oder Totgeburten sind häufig.

Krankheitsbilder

Neonatale Infektionen:
Frühinfektionen: Sepsis, Pneumonie, Atemnotsyndrom u.a.
Spätinfektionen: Meningitis, Enzephalitis
Spätere Infektionen:
bei Immunsuppression: Meningitis, Meningoenzephalitis, Sepsis

Antibiotikaempfindlichkeit

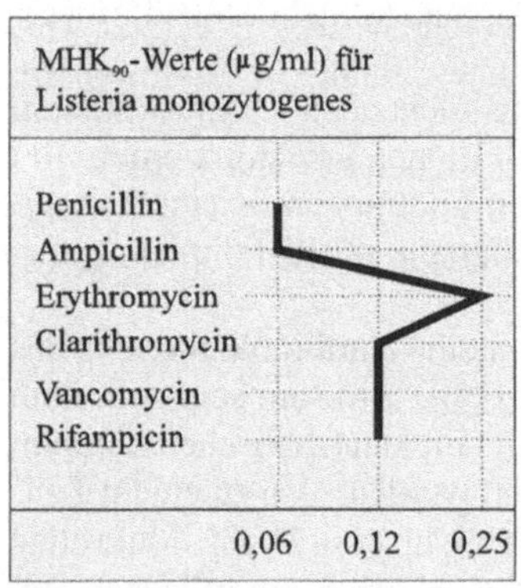

Zur Therapie eignen sich Penicilline (Penicillin G oder Aminopenicilline) oder bei Penicillinallergie Glycopeptide. Die Anwendung der synergistischen Kombination Aminopenicillin+Gentamicin zu einem möglichst frühen Zeitpunkt bietet die beste Heilungschance. Cephalosporine wirken nicht gegen Listerien.

Wenn die Infektion schon während der Schwangerschaft diagnostiziert wird, kann bei richtiger Therapie die Erkrankung des Foeten in vielen Fällen verhindert werden.

Andere grampositive Stäbchen

Charakterisierung

Aktinomyzeten: Die anaeroben bzw. mikroaerophilen Aktinomyzeten (A. israelii, A. gerensceriae sind am häufigsten) bilden verzweigte Fäden, die aus grampositiven Stäbchen, die miteinander verbunden bleiben, gebildet werden. Im mikroskopischen Präparat können Drusen nachgewiesen werden, die aus Aktinomyces-Fäden, Granulozyten und anderen synergistischen Begleiterregern (verschiedene Anaerobier, seltener Staphylokokken, Streptokokken) bestehen. Nocardien gehören ebenfalls zur Ordnung der Aktinomyceten, sind aber aerob.

Corynebacterium diphtheriae: die grampositiven Stäbchenbakterien weisen eine typische Keulenform auf. Außer der Bildung von Pseudomembranen als typische Entzündungsreaktion ist die unterschiedlich ausgeprägte Produktion des Diphtherietoxins, die von der Anwesenheit eines spezifischen Bakteriophagen abhängt, klinisch bedeutsam.

Bacillus sp.: Bacillus-Arten sind sporenbildende grampositive Stäbchen und spielen in der Medizin im allgemeinen keine sehr große Rolle.

Krankheitsbilder

Aktinomyzeten: zervikofaziale, seltener thorakale, abdominale und generalisierte Aktinomykosen

Corynebacterium diphtheriae: Tonsillen/Rachendiphtherie, Nasendiphtherie, Kehlkopfdiptherie (Krupp), Hautdiphtherie

Bacillus anthracis: Haut-, Lungen-, Darmmilzbrand

Bacillus cereus: nahrungsmittelbedingtes Erbrechen und Diarrhoe, lokale und systemische Infektionen bei Immunsuppression

Antibiotikaempfindlichkeit

Aktinomyzeten sind hoch empfindlich gegenüber Penicillin G. Aufgrund von β-Laktamase-bildenden Begleitkeimen kann es allerdings zum Penicillin-Abbau und zu Therapieversagern kommen. In diesem Fall sind Aminopenicilline/β-Laktamasehemmer in hoher Dosierung wirksam. Bei Penicillinallergie können Clindamycin, Makrolide, Doxycyclin (>8 Jahre) oder Imipenem verwendet werden.

Die Antibiotikatherapie der _Diphtherie_ ist nur eine begleitende Maßnahme zur Antitoxingabe und besteht aus Penicillin G oder einem Makrolid.

Bacillus anthracis ist hoch empfindlich gegenüber Penicillin, während _Bacillus cereus_ β-Laktamasen bildet. Wirksam sind Aminopenicilline/β-Laktamasehemmer, Imipenem, Clindamycin, Vancomycin und Makrolide.

Anaerobe Bakterien

Charakterisierung

Viele Anaerobier gehören zur oropharyngealen oder enteralen Normalflora. Routinemäßig werden Anaerobier nicht isoliert oder zumindest
nicht näher differenziert. Therapeutisch meistens unkompliziert sind
die anaeroben grampositiven Kokken wie _Peptokokken_ und _Pepto-
streptokokken._ Zu den sporenbildenden grampositiven, anaeroben
Stäbchen gehören die _Clostridien._ Die wichtigsten anaeroben, gramnegativen, nicht sporenbildenden Stäbchen sind _Fusobacterium,
Bacteroides, Prevotella_ und _Porphyromonas._ Die zwei letztgenannten
Gattungen wurden früher der Gattung Bacteroides zugeordnet. Wenn
sie unter bestimmten Umständen pathogen werden, sind sie meistens
Bestandteil einer Mischinfektion, kommen aber auch als alleinige
Erreger vor. _Bacteroides fragilis_ ist die virulenteste der Bacteroides-
Arten und verursacht vor allem intraabdominelle Infektionen.

Krankheitsbilder

Orale Anaerobier (grampositive Kokken, Porphyromonas, Prevotella):
chronische Sinusitis, chronische Otitis media, Infektionen im
Mundbereich, Aspirationspneumonie und Lungenabszeß
Bacteroides fragilis (meistens Mischinfektion): Appendizitis, Peritonitis
Clostridium perfringens: Nahrungsmittelvergiftungen, Gasbrand
Clostridium difficile: Antibiotika-assoziierte pseudomembranöse Enteroco-
litis

Antibiotikaempfindlichkeit

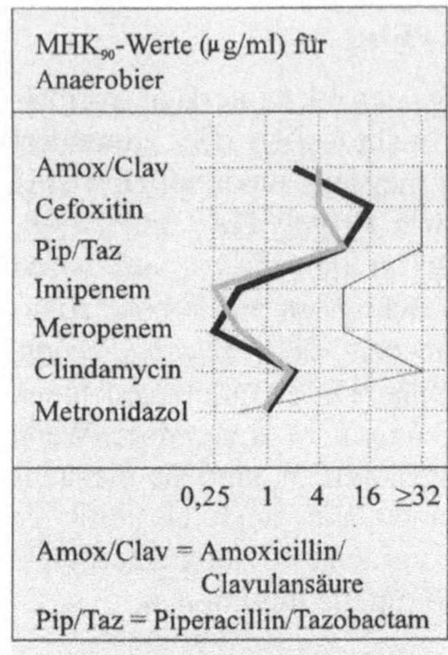

Orale Anaerobier: Einige Porphyromonas- und Prevotella-Arten produzieren β-Laktamasen und können daher nicht-β-laktamasefeste β-Laktamantibiotika, Penicilline und Cephalosporine, zerstören. Aminopenicilline/β-Laktamasehemmer haben eine gute Wirkung, wenn ein breites Spektrum gegen aerobe und anaerobe Erreger benötigt wird und eine Kombination aus mehreren Antibiotika vermieden werden soll. Clindamycin wirkt ebenfalls sehr gut gegen orale Anaerobier.

Bacteroides fragilis produziert β-Laktamasen, die viele β-Laktamantibiotika zerstören können. Die besten β-Laktamantibiotika gegen Bacteroides fragilis sind Aminopenicillin/β-Laktamasehemmer, Piperacillin/Tazobactam, Imipenem, Meropenem, Cefoxitin und Cefotetan. Der Spezialist für anaerobe Stäbchen ist Metronidazol. Clindamycin ist ebenfalls wirksam.

Clostridium difficile: Vancomycin oral oder Metronidazol sind Mittel der Wahl.

Mycobakterien

Charakterisierung

Mycobakterien sind durch ihre in der Ziehl-Neelsen-Färbung nachgewiesene Säurefestigkeit charakterisiert und besitzen typische Zellwandbestandteile. _Mycobacterium tuberculosis_ ist auf den Wirt Mensch spezialisiert, _M. bovis_ ist der Erreger der Rindertuberkulose, aber auch pathogen für den Menschen. Beide Spezies vermehren sich nur langsam und benötigen zur Bildung von sichtbaren Kolonien 2-3 Wochen. Tuberkuloseerreger werden zwar phagozytiert, aber nicht abgetötet. Sie sind sogar in der Lage, sich intrazellulär zu vermehren. _Atypische Mycobakterien_ verursachen nichttuberkulöse Infektionen und werden auch MOTT (mycobacteria other than tuberculosis) genannt (Ausnahme M. leprae). Zu diesen gehören die langsam wachsenden Erreger M. avium und M. intrazellulare (MAC=Mycobacterium avium complex) oder die schnell wachsenden Mycobacterien M. fortuitum und M. chelonae.

Krankheitsbilder

Antibiotikaempfindlichkeit

Durch den abgeschirmten Aufenthalt der Bakterien in den zentralen Granulomnekrosen besteht die Gefahr, daß aus einer einzelnen mutierten Mycobacterium-Zelle eine sekundär resistente Population entsteht. Daher werden zur Therapie der Tuberkulose Substanzkombinationen verwendet. Da die meisten Antibiotika nicht wirken, stützt sich die Therapie auf spezielle Tuberkulostatika: Isoniazid, Rifampicin, Pyrazinamid, Ethambutol, Streptomycin, Protionamid. In Afrika und USA nehmen resistente Stämme stark zu. Bei MOTT-Infektionen wurden neuere Makrolide wie Clarithromycin und Azithromycin in Kombination mit anderen Substanzen erfolgreich geprüft.

Borrelia burgdorferi

Charakterisierung

Borrelien sind mikroaerophile, schraubenförmige Bakterien und gehören zur Familie der Spirochetaceae. Menschen werden vorwiegend über Zeckenstiche infiziert. Das Infektionsrisiko mit B. burgdorferi ist von der Saugdauer der Zecken abhängig. Die Durchseuchung von Ixodes ricinus mit B. burgdorferi ist in Mitteleuropa regional sehr unterschiedlich, beträgt aber bis zu 30%.

Krankheitsbilder

Lyme-Borreliose:
Erythema chronicum migrans: >90%
Borrelien-Lymphozytom
Acrodermatitis chronica atrophicans (bei Erwachsenen)
Infektionen des Nervensystems (akute periphere Hirnnerven-/ häufig
Facialisparese, Meningitis, chronische Encephalomyelitis)
Entzündliche Erkrankungen der Gelenke
Entzündliche Erkrankungen des Herzens

Antibiotikaempfindlichkeit

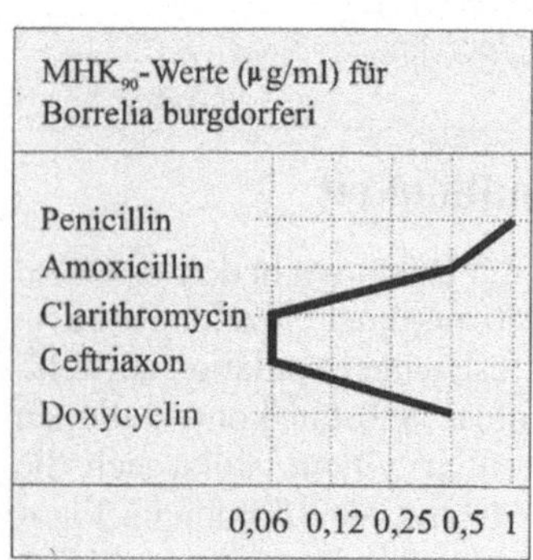

Penicillin, Amoxicillin, Makrolide und Ceftriaxon benötigen zur Hemmung bzw. Abtötung nur geringe Konzentrationen und eignen sich zur Therapie der Lyme-Borreliose. Ein Zeckenstich ohne Symptome ist keine Indikation für eine prophylaktische Antibiotikagabe.

Mykoplasmen

Charakterisierung

Diese kleinen flexiblen Bakterien leben extrazellulär und haben keine typische Zellwand. Mykoplasmen können sich eng an Epithelzellen anheften und dabei toxische Stoffwechselprodukte ausscheiden. Dies führt zur Zell- und Gewebezerstörung. Mykoplasmen kommen ubiquitär als Schleimhautparasiten bei Mensch und Tier vor.

Die wichtigste Spezies ist _Mycoplasma pneumoniae_ als Erreger von respiratorischen Infektionen. Im Genitaltrakt kommt die ebenfalls zur Familie der Mycoplasmataceae gehörende Gattung _Ureaplasma urealyticum_ und _Mycoplasma hominis_ vor. Die zervikale Ureaplasma-Kolonisation kann in der Schwangerschaft auf Plazenta und Amnionflüssigkeit übergreifen. In welchem Ausmaß diese Bakterien an der Auslösung einer Frühgeburt oder an intrauterinen Wachstumsretardierungen beteiligt sind, ist noch nicht geklärt. Bei sehr unreifen Frühgeborenen können Ureaplasmen bei der konnatalen Pneumonie, Sepsis und Meningitis eine Rolle spielen.

Krankheitsbilder

Mycoplasma pneumoniae: atypische Pneumonie, Tracheobronchitis bei Schulkindern und Jugendlichen
Mycoplasma hominis, Ureaplasma urealyticum: Pneumonie, Sepsis und Meningitis bei Frühgeborenen

Antibiotikaempfindlichkeit

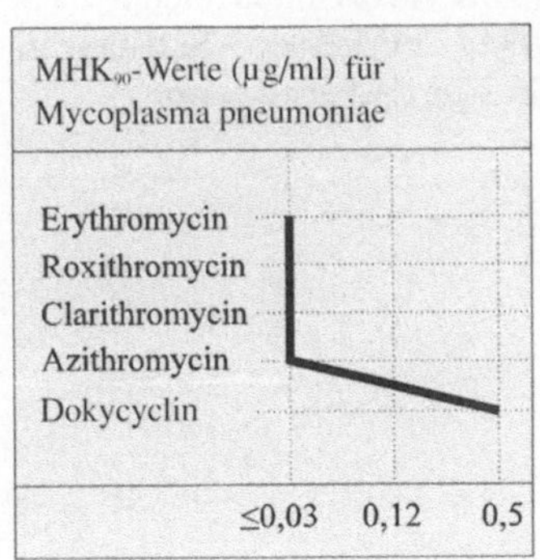

Die Mykoplasmen haben keine Zellwand und können daher von den zellwandaktiven β-Laktamantibiotika nicht beeinflußt werden. Mittel der Wahl sind Makrolide oder bei Kindern >8 Jahre Doxycyclin.

Chlamydia trachomatis

Charakterisierung

Chlamydien sind sehr kleine Bakterien, die sich als obligat intrazelluläre Erreger in menschlichen Zellen, besonders Makrophagen, vermehren, da sie auf die ATP-Synthese der Wirtszelle angewiesen sind. Die Vermehrung der Chlamydien läuft in zwei Phasen ab. Die kleinen, infektiösen Elementarkörperchen überleben außerhalb von Zellen und infizieren Wirtszellen. Dort entwickeln sie sich zu größeren, nichtinfektiösen Retikularkörperchen, die sich dann durch Zweiteilung vermehren. Die Serogruppen D-K rufen die bei uns häufigen okulogenitalen Infektionen hervor. In Entwicklungsländern herrschen die Typen A-C vor, die zum klassischen Trachom führen. Chlamydia trachomatis ist ein typischer Schleimhautparasit und der häufigste Erreger von sexuell übertragbaren Infektionen, die oft klinisch inapparent verlaufen. Während der Geburt können die Chlamydien übertragen werden und eine eitrige Konjunktivitis mit Lidödem verursachen. Die Silbernitrat-Prophylaxe ist nicht wirksam.

Krankheitsbilder

Ophthalmia neonatorum, Pneumonie beim jungen Säugling

Antibiotikaempfindlichkeit

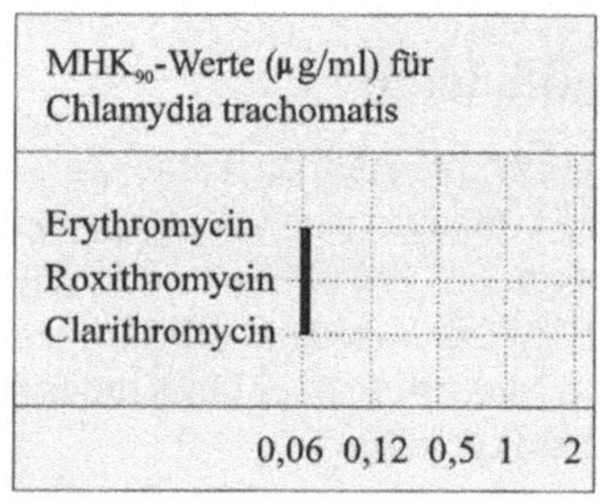

Als wirksamste Therapie bei Infektionen des Säuglings gelten die Makrolide. Die in vitro-Unterschiede zwischen den einzelnen Substanzen dieser Gruppe sind eher gering.

BESONDERHEITEN DER ANTIBIOTIKATHERAPIE BEIM KIND

H. J. Dornbusch, U. Theuretzbacher, H. M. Grubbauer

Pharmakokinetische Aspekte der Antibiotikatherapie

Physiologische Verhältnisse

Bei Kindern und insbesondere bei Neugeborenen und Säuglingen führen alterstypische physiologische Verhältnisse zu Besonderheiten in der Resorption, Verteilung und Ausscheidung von Antibiotika. Daher kommt es vielfach zu mehr oder weniger deutlichem Abweichen dieser pharmakokinetischen Größen von den beim Erwachsenen gewohnten Werten.

Resorption:
Die physiologisch verzögerte Magenentleerung und verminderte Magensäureproduktion führen gelegentlich beim Neugeborenen und jungen Säugling zu unsicherer enteraler Resorption von Antibiotika (Amoxicillin, Cephalosporine, Rifampicin).

Bezüglich intramuskulärer Injektionen ist zu beachten, daß besonders bei Früh- und Neugeborenen durch Hypovolämie, Hypothermie, Hypoxämie und Vasomotoren-Instabilität, weiters auch durch die typischerweise geringe Muskelmasse bei erhöhtem Wassergehalt oft sehr wechselhafte, meist reduzierte Perfusionsverhältnisse bestehen.

Durch die sehr dünne Hornschicht der kindlichen Haut ist bei antibiotischer Lokaltherapie mit beträchtlicher Resorption in die Blutbahn zu rechnen.

Verteilung:
Verminderte Proteinbindung (niedriges Serum-Albumin mit zusätzlich reduzierter Bindungsfähigkeit, Verdrängung durch Bilirubin), hoher

Anteil des Gesamtkörperwassers bei niedrigem Muskel- und Fettanteil sowie der gegenüber älteren Kindern und Erwachsenen deutlich größere Extrazellulärraum führen bei Neugeborenen und Säuglingen zu einem großen „scheinbaren Verteilungsvolumen" und damit zu niedrigen Serumspiegeln. So sind z.B. die Serumspiegel von Sulfonamiden, Ceftriaxon und Chloramphenicol in diesem Alter schlecht vorhersehbar, andererseits besteht Kernikterusgefahr durch Bilirubinverdrängung. Es ist jedoch zu beachten, daß bei vielen Infektionen die Konzentration von Antibiotika am Ort der Infektion eine wesentlich wichtigere Rolle spielt.

Ausscheidung:
Die besonders im Früh- und Neugeborenenalter physiologisch reduzierte Leber- und Nierenfunktion führt zu verzögerter hepatischer Metabolisierung und Ausscheidung bzw. zu geringerer renaler Clearance (durch reduzierte glomeruläre Filtration und tubuläre Sekretion) vieler Substanzen. Demzufolge haben auch viele Antibiotika eine verlängerte Eliminationshalbwertszeit und sollten daher in dieser Altersgruppe in niedrigeren Dosen und mit längeren Dosierungsintervallen verabreicht werden (siehe Seite 124). Bei bestimmten Antibiotika ist zusätzlich eine Überwachung der Serumspiegel (siehe Seite 38) nötig.

Beeinflussung der Pharmakokinetik von Antibiotika durch Erkrankungen im Kindesalter

Auch eine Reihe von Erkrankungen kann die oben genannten pharmakokinetischen Parameter beeinflussen.

Erniedrigtes Serumeiweiß (bei nephrotischem Syndrom, Mangelernährung, Malabsorption, Leberversagen), reduzierte Eiweißbindung (durch genetische Veränderung der Albuminstruktur, bei Urämie) und Ödeme (bei Herz-, Nieren- bzw. Leberversagen) vergrößern das scheinbare Verteilungsvolumen mit folglich erniedrigten Serumspiegeln.

Verdrängung verschiedener Antibiotika aus der Eiweißbindung führt durch Hyperbilirubinämie und Interaktionen mit anderen Medikamenten zu höheren Konzentrationen der freien Substanz.

Leberfunktionsstörungen bei Stoffwechselerkrankungen, Herzinsuffizienz, Eiweißmangelernährung, Intoxikationen, Sepsis und Virusinfektionen haben häufig einen verzögerten Metabolismus von Antibiotika zur Folge; andererseits kann eine medikamentöse Enzyminduktion (z.B. durch Barbiturate) einen beschleunigten hepatischen Abbau bewirken. Eine verminderte hepatobiliäre Aussscheidung von Antibiotika findet man außer bei Gallenwegsobstruktion und Leberzirrhose auch bei Eiweißmangel. Gravierende Therapie- bzw. Dosisveränderungen sind vorwiegend bei eingeschränkter Leber- bzw. Nierenfunktion erforderlich (siehe Seite 90).

Bei Patienten mit Mukoviszidose (Cystische Fibrose) finden sich oft auch nach parenteraler Gabe vergleichsweise niedrige Antibiotikaspiegel, die in erster Linie durch eine vermehrte hepatische Elimination erklärt werden. Diese Veränderungen nehmen mit dem Alter zu. Verlängerte Diffusionsstrecken in chronisch entzündetem Lungengewebe behindern die Penetration zum Infektionsherd, wo die antibiotische Wirksamkeit zusätzlich durch verschiedene Faktoren (pH-Wert, Ionenkonzentrationen, hoher Eiweiß- und DNA-Gehalt, hohe Keimzahlen, Biofilm) beeinträchtigt wird. Antibiotika müssen aus diesen Gründen bei der Behandlung von Mukoviszidose-Patienten möglichst hoch dosiert werden. Diese Problematik kann zum Teil durch Antibiotika-Inhalation (Aminoglykoside, Colistin) umgangen werden.

Ursachen für Dosierungsfehler bei Neugeborenen/Säuglingen

Durch lange Infusionsschläuche kann es bei Schlauchwechsel zu Antibiotikaverlusten kommen; Bolusinjektionen sollten daher möglichst nahe am Patienten erfolgen. Filter im Infusionssystem binden Antibiotika (Antibiotikagabe durch ein Y-Stück <u>nach</u> dem Filter!) Nicht selten sind rechnerische Dosierungsfehler (z.B. 10-fach!).

Als „Verdünnungsintoxikation" bezeichnet man eine Überdosierung durch mangelhafte Durchmischung von geringen Substanzmengen mit der Verdünnungslösung, wodurch oft ausschließlich Lösungsmittel im Spritzenansatz verbleibt und das Antibiotikum zu konzentriert zum Patienten kommt.

<u>**BEACHTE:**</u> Bestimmte Antibiotika sind besonders in der Neonatalperiode in die Flüssigkeits- und Elektrolytbilanz einzubeziehen (z.B. hohe Natrium-Belastung durch Fosfomycin und Carboxypenicilline).

Verabreichungsmodus

Bei schweren Infektionen sollten Antibiotika aufgrund der dadurch sicher gewährleisteten Blutspiegel grundsätzlich intravenös verabreicht werden.

Obwohl manche Substanzen wie Procain-Penicillin, Cefazolin, Ceftriaxon und Aminoglykoside nach **intramuskulärer** Injektion gut resorbiert werden und dieser Applikationsmodus gelegentlich eine ambulante Therapie ermöglicht, besteht ein beträchtliches Komplikationsrisiko (Schmerzen, Granulom, Abszeß, Ischiadicusläsion). Als Indikationen für i.m.-Gabe gelten: nicht gewährleistete orale Einnahme, Langzeitprophylaxe bei rheumatischem Fieber, therapieresistente Lokalinfektionen mit Pseudomonas (z.B. Otitis externa). Vor dem Laufalter wird die Injektion in das mittlere Drittel des M. vastus lateralis, ab etwa 2 Jahren in den M. glutaeus empfohlen.

Bei Blutungsneigung, Hypotension bzw. hohen erforderlichen Blutspiegeln (Sepsis/febriler neutropenischer Patient, Endocarditis, Meningitis, gramnegative Pneumonie) ist eine **intravenöse** Gabe von Antibiotika erforderlich (cave Thrombophlebitis, Rechtsherzendocarditis, Luftembolie bei zentralvenösem Katheter, versehentliche i.v.-Gabe von i.m.-Lösungen!). Durch ihre lange Halbwertszeit und/oder ihren postantibiotischen Effekt gewährleisten manche Antibiotika wie Aminoglykoside, Ceftriaxon oder Teicoplanin auch bei einmal täglicher i.v.-Gabe ausreichende Wirkung über 24 Stunden.

Die **orale** Verabreichung von Antibiotika ist im wesentlichen der ambulanten Behandlung von leichteren Infektionen (z.B. Harnwegsinfekt, Pharyngitis, Otitis media, Sinusitis, Mykoplasmenpneumonie, Hautinfektion) vorbehalten und auf Substanzen mit ausreichender Bioverfügbarkeit beschränkt. Bei schwereren, unkompliziert verlaufenden Infektionen (Pyelonephritis, Segment-, Lobärpneumonie, Erysipel u.a.) bietet sich nach initial gutem Ansprechen auf parenterale Antibiotikagabe und bei gesicherter Resorption eine rasche Umstellung auf orale Therapie als „Sequentialtherapie" an. Im Säuglingsalter ist die genaue enterale Resorptionsrate der veresterten Antibiotika (Bacampicillin, Cefuroxim-Axetil, Cefpodoxim-Proxetil) noch nicht gesichert. Die durch eine verlängerte Halbwertszeit ermöglichte Zweimal- bzw. Einmalgabe von neueren Makroliden und Cephalosporinen sollte sich positiv auf die Einnahmedisziplin (Compliance) des Patienten auswirken.

Optimale enterale Resorption von Antibiotika in zeitlichem Bezug zu den Mahlzeiten:

Nüchtern (1 h vor bzw. 2 h nach der Mahlzeit)	zu den Mahlzeiten	keine Beeinflussung durch Mahlzeiten
Flucloxacillin Roxithromycin Rifampicin	Cefpodoxim-Proxetil[2] Cefuroxim-Axetil[2] Erythromycin[1] Clarithromycin[1] Dirithromycin[1] Josamycin[1] Azithromycin (Saft)[4] Fusidinsäure Nitrofurantoin Tetrazykline (morgens)[2]	Penicillin V Amoxicillin/Clavulan- säure[1] Ampicillin-Ester Cefalexin Cefaclor Cefixim Clindamycin Cotrimoxazol Metronidazol[3] Fluorquinolone[3]

[1] Zusätzlich bessere Verträglichkeit bei Gabe zur Mahlzeit
[2] Nicht mit Milchprodukten, Ca^{2+} u.a. 2-wertigen Kationen, Antacida
[3] Bei Nüchterngabe schnellere Resorption
[4] Nach Auskunft von Pfizer Österreich

Auch eine **rektale** Applikation von Antibiotika ist unter bestimmten Umständen in Erwägung zu ziehen; mit Ampicillin-Natrium+Natriumcaprat (Doktacillin®) ist z.B. bei anfänglichem Erbrechen eine Überbrückung bis zum Beginn einer oralen Therapie ohne Notwendigkeit einer parenteralen Antibiotikagabe möglich. Die rektale Gabe von Metronidazol führt zu immerhin 60-80% der auf oralem Wege erreichten Serumspiegel.

Möglichkeiten der Therapieüberwachung

Bei den meisten Antibiotika ist das Verhältnis zwischen Dosis und damit erzieltem Serumspiegel gut bekannt, außerdem besitzen nur wenige Antibiotika eine dosisabhängige Toxizität. Aminoglykoside, Vancomycin (und Chloramphenicol) haben jedoch eine relativ geringe therapeutische Breite. Daher muß die Behandlung mit diesen Substanzen durch Spiegelbestimmungen („drug monitoring") überwacht werden. Bei den meisten Antibiotika wird als therapeutischer Serumspiegel das mindestens 10-fache der minimalen Hemmkonzentration (MHK) für den wahrscheinlichen Erreger gefordert. Die Blutabnahme zur Bestimmung des Talspiegels soll unmittelbar vor, zur Bestimmung des Spitzenspiegels 15-30 Minuten nach Antibiotikagabe erfolgen. Für oto- und nephrotoxische Antibiotika gelten folgende Grenzwerte:

Substanz	Spitzenspiegel (µg/ml)	Talspiegel (µg/ml)
Genta-, Tobra-, Netilmicin	(5-10)*	< 1 (< 2)*
Amikacin	(20-30)*	< 5 (< 10)*
Vancomycin**	20-40	5-10

* Bei 1x täglicher Gabe von Aminoglykosiden ist nur die Talspiegelbestimmung erforderlich; bei 3x täglicher Dosierung (Abnahme nach 8 Stunden/Werte in Klammer) jeweils doppelter Sollwert für Talspiegel, zusätzlich Spitzenspiegelbestimmung!
** Spiegel korreliert nicht eindeutig mit Toxizität

Toxizitätskontrollen

<u>Labor:</u> Blutbild, Blutgerinnung, Elektrolyte, Leber- und Nierenparameter; Harnuntersuchung auf Bürstensaumparameter bei nephrotoxischen Antibiotika (Alanin-Aminopeptidase, GGT, β2-Microglobulin, NAG).
<u>Ultraschall:</u> reversible „Pseudocholelithiasis" nach Ceftriaxon.
<u>Hörprüfung:</u> Ototoxizität von Aminoglykosiden und Vancomycin.

ANTIBIOTIKA

Penicilline

Penicillin G

1 IE = 0,6 ug (1 Mio IE = 600 mg)
1 ug = 1,67 IE (1 g = 1,67 Mio IE)

Dosierung:

H_2O-lösliche Na- oder K-Salze: 50.000-400.000 IE/kg in 4-6 ED i.v.
Schwer lösliche Depotpräparate:
   Procain-Penicillin G   600.000-1.200.000 IE/d i.m.
   Clemizol-Penicillin G   s.o.
   Benzathin-Penicillin G   1.200.000 IE 1x pro Monat i.m.

Spektrum:

β-hämolysierende Streptokokken Streptococcus viridans Pneumokokken Corynebacterium diphtheriae	*Neisserien (Meningokokken,* *Penicillinase-negative Gonokokken)* *Pasteurella multocida* *Spirillum minus*
<u>anaerobe Kokken (Pepto-, Peptostreptok.)</u> <u>Clostridien</u> <u>Bacillus anthracis</u> <u>*Fusobakterien (β-Laktamase-negativ)*</u>	Actinomyces israelii Erysipelothrix rhusiopathiae Streptobacillus moniliformis Spirochaetales (Leptospiren, Borrelien, Treponema pallidum)

Indikationen:
Penicillin G: Eitrige Angina, Scharlach, Erysipel, Meningokokken-, Pneumokokken-Meningitis, Endocarditis lenta, Lobärpneumonie, Leptospirose, Aktinomykose, Gasbrand, Tetanus, Lyme-Borreliose, Lues.
Depotpräparate: Rezidivprophylaxe bei rheumatischem Fieber, Streptokokkeninfektionen bei mangelnder Compliance, Lues.

Nebenwirkungen:

- Allergische Sofortreaktion (bis 30 Minuten nach Gabe/IgE) 1:50.000, Anaphylaxie in nur 0,004-0,015%
  „Akzelerierte" allergische Reaktionen (1-72 h nach Gabe/IgE + G)
  Spätreaktionen (>72 h nach Gabe/IgM)
  80-90% der Allergien zeigen bei wiederholter Gabe Besserung durch blockierende IgG-AK
- Herxheimer-Reaktion
- Hoigne-Syndrom (Angst, Fieber, Tachycardie, Tinnitus, Schwindel) sowie Nekrosen und lokale neurologische Symptome bei i.v.-Gabe eines Depot-Penicillins
- Neurotoxizität bei sehr hohen Dosen (>500.000 IE/kg/d)
- Thrombozyten-Aggregations-Hemmung
- Lokale Thrombophlebitis
- Gastrointestinale Beschwerden

Kontraindikationen:

⇒ Bekannte Allergie vom Soforttyp
⇒ Bei Früh- und Neugeborenen keine Depot-Präparate
⇒ Bei Niereninsuffizienz kein K^+-Penicillin
⇒ Keine intrathekale Gabe

Interaktionen:

- Kreuzallergie mit anderen Penicillinen (bis 100%) und Cephalosporinen (3-5%)
- Nicht Mischen mit Bicarbonat, Lactat, Aminosäuren, Kohlenhydraten, Vitamin B+C, Dextran
- Mögliche Wirkungsabschwächung gleichzeitig verabreichter oraler Kontrazeptiva
- Inaktivierung durch Acetylcystein (in vitro)

Penicillin V

Dosierung:

Kleinkinder:	p.o. 50.000-100.000 IE/kg/d in 3-4 ED
Erwachsene und Schulkinder:	p.o. 3 x 500.000-1.500.000 IE/d

Spektrum:

> entspricht dem des Penicillin G

Indikationen:
Durch Streptococcus pyogenes bedingte Erkrankungen (Tonsillitis, Pharyngitis, Impetigo), orale Nachbehandlung des Erysipels, Prophylaxe (rheumatisches Fieber, Asplenie, Vitien), Lyme-Borreliose (Stadium I), Mundraum-Infektionen durch empfindliche Erreger

Nebenwirkungen:
- Allergien (seltener als unter Penicillin G)
- Gastrointestinale Unverträglichkeiten

Kontraindikationen:
⇒ Penicillinallergie

Interaktionen:
- wie Penicillin G

Isoxazolylpenicilline/„Staphylokokken-Penicilline"

Dosierung: (orale Gabe nüchtern)

Oxacillin:	i.v. 150-200 mg/kg/d in 4 ED	max. 12 g/d
Flucloxacillin:	p.o. 50-100 mg/kg/d in 3-4 ED	max. 3 g/d
	i.v. 50-100 mg/kg/d in 3 ED	max. 8 g/d

Spektrum:

> Methicillin-sensible Staphylokokken (auch Penicillinase-bildend/ca. 90%),
> sonst wie Penicillin G/V (in vitro etwas schwächer)

Indikationen:

Staphylokokkeninfektionen: bei i.v.-Gabe Flucloxacillin (bessere Venenverträglichkeit)

Nebenwirkungen: siehe Penicillin G, zusätzlich

- Nach längerer i.v.-Therapie Anstieg der Leberwerte
- Kernikterus durch Bilirubinverdrängung aus Albuminbindung
- Bei höheren Dosen Übelkeit und Diarrhoe
- Lokale Thrombophlebitis

Kontraindikation:

⇒ Penicillinallergie

Interaktionen:

- wie Penicillin G

Aminopenicilline

Dosierung:

Ampicillin: i.v. 100-200 (-400) mg/kg/d in 3-4 ED max.   12 g/d
Bacampicillin: p.o. 30-50 mg/kg/d in 2-3 ED   max.   1,5 g/d
Amoxicillin: p.o. 30-50 mg/kg/d in 3 ED   max.   1,5 g/d
Amoxicillin/Clavulansäure:
           (für Kinder unter 12 Jahren nur 550 mg- bzw. 1,1 g-
           Formen verwenden)
           p.o. 37,5-75 mg/kg/d in 3 ED   max. 3,75 g/d
           i.v. 60-150 mg/kg/d in 3 ED   max. 8,8 g/d
Ampicillin/Sulbactam (p.o.: Sultamicillin):
           p.o. 50 mg/kg/d in 2-3 ED   max. 1,5 g/d
           i.v. 100-180 mg/kg/d in 3-4 ED   max.   12 g/d

Spektrum:
alle auf Penicillin G empfindlichen Erreger, zusätzlich:

Pneumokokken mit reduzierter Penicillin-empfindlichkeit (Amoxicillin) Enterokokken Listerien	*Haemophilus influenzae** *Escherichia coli** *Proteus mirabilis** *Salmonellen** *Shigellen* (in vivo nur <u>Ampicillin</u> wirksam)* *Campylobacter fetus, jejuni* *Helicobacter pylori*

* Unterschiedliche Empfindlichkeit von Enterobakterien und Haemophilus
  durch β-Laktamase-Bildung

<u>Kombinationen mit β-Laktamasehemmer</u> (Sulbactam oder Clavulansäure) zusätzlich wirksam gegen β-Laktamase-bildende Stämme von:

Staphylococcus aureus	*E. coli, Proteus sp., Klebsiella* *Haemophilus influenzae* *Moraxella*
<u>*Bacteroides fragilis*</u> <u>*Porphyromonas, Prevotella*</u> *(früher* *Bacteroides)*	

Indikationen:
Otitis media, Sinusitis, Epiglottitis, Pneumonie, nicht nosokomiale unkomplizierte Harnwegsinfekte (+ β-Laktamasehemmer), Enterokokken-Endocarditis (Ampicillin kombiniert mit Aminoglykosid), Listeriose, invasive Salmonellose (Sepsis, Osteomyelitis), Salmonellose bei Neugeborenen bzw. Säuglingen, Cholangitis/Cholecystitis (+ β-Laktamasehemmer)

Nebenwirkungen:
- siehe Penicillin G, zusätzlich:
- Ampicillinexanthem
- Diarrhoe

Kontraindikationen:
⇒ Penicillinallergie
⇒ Mononucleosis infectiosa und akute lymphatische Leukämie (> 50% Exantheme)

Interaktionen:
- siehe Penicillin G

Carboxypenicilline

Dosierung:
Ticarcillin/Clavulansäure: i.v. 240 mg/kg/d in 3 ED   max. 20 g/d
(In Österreich nicht mehr im Handel)

Spektrum:
Wie Ampicillin (außer Enterokokken), zusätzlich auch wirksam gegen Pseudomonas aeruginosa und Penicillinase-bildende Stämme von:

Staphylococcus aureus	*E. coli u.a. Enterobakterien* *Haemophilus influenzae*
Bacteroides fragilis	

Indikationen:
Nosokomiale Infektionen nach Antibiogramm

Nebenwirkungen:
- siehe Penicillin, zusätzlich:
- Dosisabhängige Thrombozytenfunktionsstörung, Hypernatriämie (5,2 mval Na^+/g Ticarcillin) und Hypokaliämie
- Übelkeit, Erbrechen, Anstieg der Leberenzyme
- Sehr selten Erythema exsudativum multiforme oder Stevens-Johnson-Syndrom

Kontraindikation:
⇒ Penicillinallergie

Interaktionen:
- siehe Penicillin G, zusätzlich:
- verstärkte Blutungsneigung bei gleichzeitiger Anwendung von oralen Antikoagulantien bzw. Thrombozytenaggregationshemmern (z.B. Acetylsalizylsäure)

Acylureidopenicilline

Dosierung:

Azlocillin:	i.v. 300 (-450) mg/kg/d in 4 ED	max. 24 g/d
Mezlocillin:	i.v. 200-300 mg/kg/d in 4 ED	max. 24 g/d
Piperacillin:	i.v. 200-300 mg/kg/d in 4 ED	max. 24 g/d

Spektrum:

β-hämolysierende Streptokokken Pneumokokken Enterokokken	*Enterobakterien* *Haemophilus influenzae* *Neisserien* *(Pseudomonas aeruginosa)*
Anaerobier einschl. *Bacteroides fragilis* (hohe Resistenzraten)	

Keine Wirkung gegen β-Laktamase-bildende Stämme der o.g. Keime!

Nur partielle Kreuzresistenz innerhalb der Gruppe

Besondere „Stärken": Azlocillin: Pseudomonaden (teilweise hohe
Resistenzzahlen)
Mezlocillin: Enterokokken
Piperacillin = Azlocillin + Mezlocillin

Kombiniert mit β-Laktamasehemmer (Piperacillin/Tazobactam) auch gegen β-Laktamase-Bildner wirksam (z.B. Staphylococcus aureus, Haemophilus influenzae, diverse Enterobakterien)

Indikationen:
Acylureidopenicilline: nosokomiale Infektionen (nach Antibiogramm oder in Kombination);
Piperacillin/Tazobactam: zusätzlich Fieber bei Neutropenie, aerob-anaerobe Mischinfektionen, Cholangitis/Cholecystitis

Nebenwirkungen:
- siehe Penicilline, zusätzlich:
- Reversible Leberenzymerhöhung
- Falsch positive Urobilinogenprobe bzw. nicht-enzymatische Urinzucker-Reaktion
- Verlängerte Blutungszeit
- Selten Eosinophilie und Neutropenie
- Hypernatriämie, Hypokaliämie (seltener und weniger ausgeprägt als unter Ticarcillin)

Kontraindikationen:
⇒ Penicillinallergie
⇒ Infektionen, die mit Penicillin, Ampicillin oder Staphylokokken-Penicillin behandelt werden können

Interaktionen:
- hochdosiertes Heparin, Antikoagulantien, Thrombozytenaggregationshemmer

Parenterale Cephalosporine

1. Generation (Basiscephalosporine)	2. Generation (Intermediärcephalosporine)	Cephamycingruppe
Cefazolin	Cefuroxim Cefamandol[2] Cefotiam	Cefoxitin Cefotetan[2] Latamoxef[2] Cefmetazol Flomoxef

3. Generation (Breitspektrumcephalosporine)	
Cefotaximgruppe	Ceftazidimgruppe (Pseudomonas- wirksame Cephalosporine)
Cefotaxim Ceftriaxon Ceftizoxim Cefmenoxim[2] Cefoperazon[2] Cefodizim	Ceftazidim Cefpirom[1] Cefepim[1]
	Cefsulodin

[1] Sogenannte IV. Generation
[2] Aufgrund Nebenwirkungen (NMTT-Seitenkette) relative Kontraindikation

Sämtliche Cephalosporine sind unwirksam gegen Enterokokken (variable in vitro-Wirksamkeit von Cefpirom und Cefepim ohne klinische Relevanz), Listerien, Campylobacter, Legionellen, Mycoplasmen, Chlamydien und Mykobakterien.

Dosierungen werden im Kapitel Cephalosporine lediglich für die vorwiegend verwendeten Substanzen angegeben!

Parenterale Cephalosporine 1. Generation

Dosierung:

Cefazolin: 25-100 mg/kg/d in 3-4 ED max. 6 g/d

Spektrum:

Streptokokken Methicillin-sensible Staphylokokken Pneumokokken	*E. coli* *Klebsiella pneumoniae* *Proteus mirabilis* *Meningokokken* *Gonokokken*
<u>anaerobe Kokken</u>	

Indikationen:
Staphylokokkeninfektionen, perioperative Prophylaxe bei Herz-, Shunt- und orthopädischen Operationen, Alternative bei Penicillinunverträglichkeit

Nebenwirkungen, Kontraindikationen und Interaktionen
(Seite 52)

Parenterale Cephalosporine 2. Generation

Dosierung:

Cefuroxim: 75-100 mg/kg/d in 3 ED max. 6 g/d
Cefotiam: 50-100 mg/kg/d in 3 ED max. 6 g/d

Spektrum:

β-hämolysierende Streptokokken Pneumokokken Staphylococcus aureus	*E. coli* *Klebsiellen* *Proteus vulgaris, mirabilis* *Haemophilus influenzae* *Meningokokken* *Gonokokken*
<u>anaerobe Kokken</u>	

Indikationen:
Ambulant erworbene Pneumonie, Harnwegsinfektionen, Knochen-/
Gelenksinfektionen, Epiglottitis, Bakteriämie, perioperative Prophy-
laxe

Nebenwirkungen, Kontraindikationen und Interaktionen
(Seite 52)

Cephamycingruppe

Dosierung:
Cefoxitin: 80-160 mg/kg/d in 3-4 ED   max. 6 g/d

Spektrum:

Streptokokken Pneumokokken (Methicillin-sensible Staphylokokken)	*E. coli u. a. Enterobakterien* *Klebsiellen* *Proteus* *Shigellen* *Salmonellen*
<u>Anaerobier einschließlich</u> <u>Bacteroides fragilis</u>	

erweitert im Bereich Enterobakterien und Anaerobier

Indikationen:
Intraabdominelle Infektionen, Aspirationspneumonie, Infektionen in
der Gynäkologie.

Nebenwirkungen, Kontraindikationen und Interaktionen
(Seite 52)

Parenterale Cephalosporine 3. Generation:
Cefotaximgruppe

Dosierung:
Cefotaxim: 100-200 mg/kg/d in 3-4 ED   max. 6 g/d
Ceftriaxon: 75-100 mg/kg/d in 1(-2) ED   max. 4 g/d

Spektrum:

Streptokokken Pneumokokken (Methicillin-sensible Staphylokokken)	*E. coli* *Klebsiella* *Proteus* *Enterobacter* *Serratia marcescens* *Meningokokken* *Gonokokken* *Haemophilus influenzae (einschließlich β-Laktamase-bildender Stämme)*
<u>Anaerobier</u>, gegen <u>Bacteroides fragilis</u> keine oder nur schwache Wirkung	

Erweitert im gramnegativen Bereich, Wirkungsverlust im grampositiven Bereich.

Indikationen:
Bakterielle Meningitis, Cefotaxim bei neonataler Sepsis mit Meningitis (in Kombination mit Ampicillin), nosokomiale Infektionen, Ceftriaxon bei Borreliose.

Nebenwirkungen, Kontraindikationen und Interaktionen
(Seite 52)

Parenterale Cephalosporine mit Pseudomonas-Wirksamkeit

Dosierung:

Ceftazidim:	100-150 mg/kg/d in 3 ED	max. 6 g/d
Cefpirom(>12 Jahre):	bis 150 mg/kg/d in 3 ED	max. 6 g/d
Cefepim (>12 Jahre):	bis 100 mg/kg/d in 2-3 ED	max. 4 g/d

Spektrum:

> Erregerspektrum der Cefotaximgruppe, zusätzlich Pseudomonasaktivität.
> Ceftazidim wirkt kaum gegen Staphylokokken.

Indikationen:
Pseudomonasinfektionen (bei schweren Infektionen in Kombination mit Aminoglykosid), Monotherapie beim febrilen neutropenischen Patienten (Neutropenie <10 Tage), nosokomiale Infektionen nach Antibiogramm.

Nebenwirkungen parenteraler Cephalosporine:
- Allergie in 1-4%, Kreuzallergie mit Penicillinen nur 3-5%
- Positiver direkter Coombs-Test
- Allergische Neutropenie
- Anstieg von Transaminasen bzw. Alkalischer Phosphatase
- Hemmung Vitamin K-abhängiger Gerinnungsfaktoren und Alkoholintoleranz bei Latamoxef, Cefoperazon, Cefmenoxim, Cefotetan und Cefamandol (N-Methyl-Thiotetrazol-Seitenkette)
- Pseudocholelithiasis bei Ceftriaxon (Sludge in der Gallenblase)
- Nephrotoxizität historisch bei Cephaloridin in sehr hohen Dosen; bei den übrigen Cephalosporinen nur bei massiver Überdosierung im Tierversuch nachgewiesen (Zurückhaltung bei Neugeborenen in Kombination mit Aminoglykosiden, Vancomycin und Schleifendiuretika)

Kontraindikation parenteraler Cephalosporine:
⇒ Allergie

Interaktionen parenteraler Cephalosporine:
- Alkoholintoleranz bei Therapie mit Substanzen mit N-Methyl-Thiotetrazol-Seitenkette
- Verstärkte Blutungsneigung bei gleichzeitiger Gabe dieser Substanzen mit oralen Antikoagulantien, Heparin und Acetylsalizylsäure

Orale Cephalosporine

1. Generation (Cefalexingruppe)	2. Generation (Cephalosporine mit erweitertem Spektrum)	3. Generation
Cefalexin Cefaclor Cefadroxil Cefradin Cefprocil (USA) Loracarbef	Cefuroxim-Axetil Cefotiam-Hexetil	Cefixim Cefpodoxim-Proxetil Ceftibuten Cefdinir Cefetamet-Pivoxil

Nebenwirkungen oraler Cephalosporine:
- vergleichbar mit denen der entsprechenden parenteralen Substanzen; zusätzlich:
- gastrointestinale Beschwerden in 1-3%
- sehr selten Serumkrankheit bei Cefaclor

Kontraindikation oraler Cephalosporine:
⇒ Allergie

Interaktionen oraler Cephalosporine:
- keine bekannt

Oralcephalosporine 1. Generation (Cefalexingruppe)

Dosierung:

Cefalexin:	50 (-100) mg/kg/d in 3 ED	max. 3 g/d
Cefaclor:	20-40 (-50) mg/kg/d in 3 ED	max. 1,5 g/d

Spektrum:

> ähnlich wie Cephalosporine 1. Generation;
>
> bei Cefaclor, Loracarbef und Cefprocil bessere Wirkung gegen *E. coli*, *Klebsiella pneumoniae*, *Proteus mirabilis* und *Haemophilus influenzae*

Indikationen:
Hautinfektionen, bakterielle Lymphadenitis, Harnwegsinfektionen (Cefaclor/siehe Spektrum), Alternative für Streptokokkeninfektionen bei Penicillinallergie.

Oralcephalosporine 2. Generation

Dosierung:

Cefuroxim-Axetil: 20-30 mg/kg/d in 2 ED   max. 1 g/d

Spektrum:

> siehe parenterale Cephalosporine 2. Generation

Indikationen:

wie Cefalexingruppe, zusätzlich: Otitis media, Sinusitis, Pneumonie, Harnwegsinfektionen

Oralcephalosporine 3. Generation

Dosierung:

Cefixim: 8 mg/kg/d in 1-2 ED   max. 400 mg/d
Cefpodoxim-Proxetil: 8-12 mg/kg/d in 2-3 ED   max. 800 mg/d

Spektrum:

> entspricht im wesentlichen dem Cefotaxim;
> bei Cefpodoxim-Proxetil mäßige, bei Cefixim keine Wirkung gegen
> Staphylococcus aureus, mäßige Wirkung von Cefixim gegen
> Pneumokokken

Indikationen:

Harnwegsinfektion, Otitis media, Sinusitis, bei Pneumonie: Cefpodoxim.

Monobactame

Dosierung:

Aztreonam: 75-150 mg/kg/d in 2-4 ED max. 8 g/d

Spektrum:

	Haemophilus influenzae *Pseudomonas sp.* *Klebsiella* *Serratia* *Enterobacter* *Citrobacter* *Meningokokken* *Gonokokken*

Keine Wirkung gegen grampositive Erreger und Anaerobier

Indikationen:

Nach Antibiogramm bei nosokomialen Infektionen, Mukoviszidose, Allergie gegen andere β-Laktam-Antibiotika

Nebenwirkungen:

- Gastrointestinale Störungen
- Exantheme (keine Kreuzallergie mit anderen β-Laktam-Antibiotika)
- Sehr selten Thrombozytopenie, Anämie

Kontraindikationen:

⇒ Allergie
⇒ Grampositive bzw. anaerobe Infektionen (Monotherapie bei unbekanntem Erreger)

Interaktionen:

- keine bekannt

Carbapeneme

Breitestes in vitro-Spektrum aller verfügbaren Antibiotika (bakterizid durch Bindung an relevante PBPs, hohe β-Laktamase-Stabilität, kaum Kreuzresistenz zu anderen β-Laktam-Antibiotika). Durch Kombination mit Cilastatin wird Imipenem vor der Zerstörung durch renale Dihydropeptidasen geschützt. Meropenem ist gegenüber diesen Enzymen stabiler und benötigt daher kein Cilastatin.

Dosierung:

Imipenem/Cilastatin:	50-100 mg/kg/d in 3 ED	max. 4 g/d
Meropenem:	60-120 mg/kg/d in 3 ED	max. 6 g/d

Spektrum:

Streptokokken Pneumokokken Methicillin-sensible Staphylokokken (Enterococcus faecalis/s.u.) Listerien	*Enterobakterien (auch β-Laktamase-Bildner)* *Pseudomonas aeruginosa* *Haemophilus influenzae* *Neisserien*
<u>Bacteroides fragilis</u> <u>u. v. a. Anaerobier</u>	Actinomyceten Nocardien

Die meisten Enterokokken-Stämme sind Imipenem-tolerant (MBK > MHK), resistent sind Stenotrophomonas maltophilia und Burkholderia cepacia (keine komplette Kreuzresistenz zwischen Imipenem und Meropenem), Methicillin-resistente Staphylokokken, einige Enterokokken-Stämme (E. faecium), Chlamydien und Mycoplasmen. Resistenzentwicklung unter der Therapie bei Pseudomonas besonders durch reduzierte Permeabilität der Zellwand

Meropenem zeigt gegenüber Imipenem eine etwas bessere in vitro-Aktivität gegen Pseudomonas, Enterobakterien und Bacteroides bei gering reduzierter Wirksamkeit im grampositiven Bereich.

Indikationen:
Nosokomiale Infektionen wie Pneumonie, Harnwegs-, Haut- und Weichteilinfektionen, Osteomyelitis, Sepsis, aerob-anaerobe Mischinfektionen (Bauchraum), Monotherapie bei Fieber und Neutropenie, bei schweren Pseudomonas-Infektionen Kombination mit Aminoglykosid
Meropenem: zusätzlich als Alternative bei Meningitis (hochdosiert).

Nebenwirkungen:

- Übelkeit, Erbrechen, Diarrhoe
- Kollaps bei rascher i.v.-Gabe
- Lokale Thrombophlebitis
- Allergien (3%)
- Superinfektion durch Hefen
- Selten Krampfinduktion, Tremor, Verwirrtheit, Somnolenz besonders bei Patienten mit neurologischen Grunderkrankungen nach hohen Dosen (>2g bei Erwachsenen)
- Selten Transaminasenerhöhung
- Sehr selten Eosinophilie, Thrombopenie, Leukopenie bzw. Anämie

Meropenem verursacht seltener Übelkeit und Krämpfe (auch Bolusgabe möglich)

Kontraindikationen:

⇒ Infektionen, die mit Substanzen mit engerem Spektrum ausreichend behandelt werden können

⇒ Allergie

⇒ Schwangerschaft (fehlende Daten)

Interaktionen:

- Verstärkte Neurotoxizität von Imipenem bei gleichzeitiger Gabe von Cyclosporin

Makrolide

Dosierung:
(außer Spiramycin, Azithromycin-Kapseln und Roxythromycin-Gabe
zu den Mahlzeiten)

Erythromycin: p.o.=i.v. 30-50 mg/kg/d in 3-4 ED   max.   2 g/d
Josamycin: p.o. 30-50 mg/kg/d in 3 ED   max.   2 g/d
Spiramycin: p.o. 100 mg/kg/d in 2 ED   max.   12 g/d
Roxythromycin: p.o. 5-10 mg/kg/d in 1-2 ED   max. 300 mg/d
Clarithromycin: p.o.=i.v. 15 mg/kg/d in 2 ED   max.   1 g/d
Azithromycin: p.o. 10 mg/kg/d in 1 ED (3 Tage)   max. 1 (-2) g/d
Dirithromycin: p.o. (<12 Jahren nicht zugelassen)
                  Erw: 500 mg/d in 1 ED (5 Tage)

Spektrum: (Erythromycin)

β-hämolysierende Streptokokken Pneumokokken Corynebacterium diphtheriae Listeria monocytogenes Erysipelothrix rhusiopathiae	*Bordetella pertussis* *Legionella pneumophila, micdadei* *Moraxella catarrhalis* *Campylobacter jejuni* *Helicobacter pylori*
<u>Propionibacterium acnes</u>	Chlamydia pneumoniae, trachomatis Mycoplasma pneumoniae einige Rickettsia sp. Atypische Mycobacterien Treponema pallidum, Borrelien Actinomyces israelii

Unterschiedlich empfindlich sind: Streptococcus viridans, Staphylococcus
aureus (Resistenzentwicklung unter Therapie möglich), Neisserien, Haemophilus influenzae. In vitro resistent sind u.a. Enterobakterien, Pseudomonaden,
Mycoplasma hominis, Bacteroides fragilis und viele andere Anaerobier.

Größtenteils besteht eine Kreuzresistenz innerhalb der Makrolide und mit
Clindamycin.

<u>Clarithromycin</u> ist gegen manche Haemophilus-Stämme in vitro
gegenüber Erythromycin gleichwertig, in vivo durch die synergistische Wirkung mit seinem 14-OH-Metaboliten etwas (1-2 Verdün-
nungsstufen) aktiver.

Im Vergleich zu Erythromycin ist Azithromycin gegen Mycoplasmen und im gramnegativen Bereich (Haemophilus, Gonokokken) wirksamer, etwa gleich wirksam gegen Chlamydien, etwas schwächer gegen grampositive Kokken.

Zur Zeit existieren noch wenig klinische Daten zur Wirksamkeit von <u>Dirithromycin</u>; in vitro ist es dem Erythromycin teils gleichwertig, bei Pneumokokken, A-Streptokokken, Listerien, Gonokokken, Legionellen, Bordetella pertussis und Chlamydien unterlegen.

Indikationen:
Pneumonie durch Mycoplasma pneumoniae, Chlamydia trachomatis oder pneumoniae und Legionella pneumophila, Erregereradikation aus dem Nasopharynx bei Infektion durch Bordetella pertussis, Corynebacterium diphtheriae oder Corynebacterium haemolyticum (Pharyngitis junger Erwachsener), Gabe während der ersten 4 Tage verkürzt die Diarrhoephase einer Campylobacter-jejuni-Enteritis, Akne vulgaris, Chlamydienkonjunktivitis des Neugeborenen/Säuglings (systemische Gabe), Chlamydienpneumonie des Säuglings.

Die Anwendung von <u>Spiramycin</u> ist auf die Toxoplasmose in der Schwangerschaft und auf konnatale manifeste Toxoplasmose (z.B. Chorioretinitis) beschränkt.

Indikationen als alternative Therapie bei Penicillin-Allergie:
Streptococcus pyogenes-Infektionen (Pharyngitis, Tonsillitis, Scharlach, Pneumonie, Erysipel), Gonorrhoe, Milzbrand, Listeriose, Infektionen durch Moraxella catarrhalis und Eikenella corrodens, Corynebacterium minutissimum (Erythrasma), Prophylaxe des rheumatischen Fiebers bzw. einer Endocarditis.

Clarithromycin ist grundsätzlich bei allen o.g. Indikationen indiziert, dem Erythromycin jedoch wegen seiner besseren Pharmakokinetik vorzuziehen.

Azithromycin erreicht hohe intrazelluläre Konzentrationen und ist daher besonders für Infektionen durch Erreger geeignet, die in der Zelle überleben können (z.B. Chlamydien-, Legionelleninfektionen). Wegen der sehr geringen Serumkonzentrationen eignet sich Azithromycin nicht zur Therapie von Pneumokokken-Pneumonien. Als Alternative kann es bei leichten Atemwegsinfektionen, Haut- und

Weichteilinfektionen sowie venerischen Erkrankungen (Gonokokken, Chlamydien) eingesetzt werden.

Falsche Indikationen
<u>Erythromycin, Josamycin, Roxithromycin und Dirithromycin</u> sollten nicht bei Otitis media, Sinusitis oder Pneumonie (< 6 Jahren) mit unbekanntem Erreger eingesetzt werden (unsichere Wirksamkeit gegen Haemophilus influenzae), Azithromycin ist zur Behandlung einer Pneumokokken-Pneumonie ungeeignet (unzureichende Serumkonzentrationen).

Nebenwirkungen:
(Makrolide generell gut verträglich)
- Gastrointestinale Beschwerden durch Motilin-artige Wirkung (hauptsächlich Erythromycin)
- Thrombophlebitis bei i.v.-Gabe
- Bei Erythromycin-Estolat und -Aethylsuccinat sehr selten cholestatische Hepatitis nach längerer Therapie ab 10 Tagen (cave falsch positive GOT-Erhöhung bei kolorimetrischen Bestimmungsmethoden)
- Sehr selten Allergie (Fieber, Eosinophilie, Exanthem)

Kontraindikationen:
⇒ Lebensbedrohliche (Sepsis) oder tiefsitzende (Osteomyelitis) Staphylokokken-Infektionen (primäre Resistenzen, Selektion resistenter Stämme unter Therapie)
⇒ Lebererkrankungen

Interaktionen:
hauptsächlich bei Erythromycin
- Inkompatibilität der parenteralen Lösung mit vielen anderen Medikamenten (u.a. Vitamine, Heparin, Phenytoin, diverse Antibiotika)
- Metabolisierung über das Cytochrom P 450-Enzymsystem, daher Erhöhung von Serumspiegeln bzw. Toxizität von Theophyllin, Phenytoin, Carbamazepin, Triazolam, Methylprednisolon, Cyclosporin und oralen Antikoagulantien
- Vermehrte Resorption von Digoxin
- Verstärkte Vasokonstriktion durch Mutterkornalkaloide

Lincosamide

Dosierung:

Clindamycin: p.o. 10-30 mg/kg/d in 3-4 ED max. 1,8 g/d
i.v. 25-40 mg/kg/d in 3-4 ED max. 3,6 g/d

Spektrum:

Staphylokokken Streptokokken Pneumokokken	*Campylobacter*
<u>Anaerobier</u> einschl. Bacteroides fragilis <u>Propionibacterium acnes</u>	

Resistent sind Enterokokken, Listerien, Enterobakterien, Neisserien und Haemophilus.

Indikationen:

Anaerobierinfektionen, orale Nachbehandlung einer Osteomyelitis, nekrotisierende Fasciitis/Pyomyositis, abszedierende grampositive (Streptokokken-) Infektionen bei unzureichender Wirksamkeit von β-Laktam-Antibiotika.

Nebenwirkungen:
- Diarrhoe
- Pseudomembranöse Clostridium difficile-assoziierte Enterocolitis (häufigster Auslöser, bei Kindern jedoch sehr selten)
- Leberschädigung
- allergische Exantheme

Kontraindikationen:
⇒ Allergie
⇒ Schwangerschaft, Stillzeit
⇒ Parenterale Gabe in der Neugeborenenperiode (Benzylalkoholgehalt)
⇒ Diarrhoe, entzündliche Darmerkrankungen

Interaktionen:
- Antagonismus mit Makrolid-Antibiotika
- Verstärkte Wirkung von curareartigen Muskelrelaxantien
- Nicht mischen mit Ampicillin, Elektrolyten, Barbituraten und Phenytoin

Trimethoprim

Dosierung:
p.o.:   5-8 mg/kg/d in 2 ED   max. 200 mg/d

Spektrum:

Viele grampositive aerobe Kokken	*E. coli* *Proteus mirabilis* *Klebsiella* *Enterobacter* *u.a. Enterobakterien*

Resistent sind Enterokokken, Pseudomonaden und Anaerobier.

Indikationen:
Akuter Harnwegsinfekt, Prophylaxe von rekurrierenden Harnwegsinfekten, Reisediarrhoe.

Nebenwirkungen:
- Exantheme
- Neutropenie, Thrombopenie, Megaloblastenanämie
- Fragliche Teratogenität im Tierversuch

Kontraindikationen:
⇒ Gravidität, stillende Mütter

Interaktionen:
- Verstärkte Toxizität von Trimethoprim bei gleichzeitiger Gabe von Barbituraten, Primidon, Paraaminosalizylsäure
- Verlängerte Halbwertszeit von Phenytoin

Cotrimoxazol-Gruppe

(Trimethoprim + Sulfonamid)

Dosierung:
(nach Trimethoprim-Komponente)
p.o. (selten auch i.v.):   5-8 mg/kg/d in 2 ED max. 320 mg/d
Pneumocystis-Pneumonie (i.v.): 20 mg/kg/d in 4 ED

Spektrum:

Staphylococcus aureus Koagulase-negative Staphylokokken Pneumokokken Streptococcus viridans Listerien	*E.coli* *Salmonellen* *Shigellen* *Yersinien* *u.a. Enterobakterien* *Haemophilus influenzae* *Moraxella catarrhalis* *Legionellen* *Burkholderia cepacia* *Stenotrophomonas maltophilia*
	Pneumocystis carinii

Resistent sind Enterokokken, Pseudomonas aeruginosa, Anaerobier, Leptospiren, Treponema pallidum, Chlamydien und Mycoplasmen.

Indikationen:
Pneumocystis carinii-Infektionen bzw. -Prophylaxe, Prophylaxe bei infektionsgefährdeten Luftwegen (z.B. Tracheostomaträger), Harnwegsinfektionen bzw. -Prophylaxe (eingeschränkte Indikation durch Sulfonamid-Nebenwirkungen), Reisediarrhoe, Shigellose, Salmonellose, Typhus, Paratyphus, septische Granulomatose

Nebenwirkungen:
(vorwiegend durch Sulfonamid-Anteil bedingt)
- Gastrointestinale Symptome
- Allergische Reaktionen bis zum Lyell-Syndrom
- Knochenmarksdepression mit Neutropenie, Thrombopenie und Anämie bei längerer Anwendung, hämolytische Anämie
- Nieren-/Leberschädigung
- Hyperbilirubinämie (cave Kernikterus bei Neugeborenen)
- „Drug fever"

Kontraindikationen:

⇒ Durch nebenwirkungsärmere Antibiotika behandelbare Infektionen
⇒ Gravidität, stillende Mütter im 1. Lebensmonat des Kindes
⇒ Säuglinge unter 2 Monaten
⇒ Akute Hepatitis
⇒ Neutropenie

Interaktionen:

- siehe Trimethoprim, zusätzlich (durch Sulfonamide):
- Verstärkte Wirkung von oralen Antikoagulantien und Antidiabetika
- Erhöhte Toxizität von Methotrexat

Sulfonamide

Dosierung:

Sulfisoxazol:	p.o. 150 mg/kg/d 1 x initial, dann in 4 ED	
		max. 4 g/d
Sulfadiazin:	p.o. 100 mg/kg/d in 2-4 ED	max. 4 g/d
Sulfamethoxazol:	p.o. 50-60 mg/kg/d in 2 ED	max. 1,6 g/d

Spektrum:

β-hämolysierende Streptokokken Pneumokokken	
	Chlamydien Toxoplasmen Plasmodien Actinomyces israelii Nocardien

Unterschiedlich empfindlich sind Staphylokokken, Enterobakterien, Neisserien und Haemophilus influenzae.

Indikationen:
Toxoplasmose (in Kombination mit Pyrimethamin + Folsäure)
lokal: Sulfadiazin bei Verbrennungen

Nebenwirkungen:
- siehe Kapitel Cotrimoxazol

Kontraindikationen und Interaktionen:
- siehe Kapitel Cotrimoxazol

Aminoglykoside

Neuere Aminoglykoside

Dosierung:

Gentamicin   5-7,5 mg/kg/d in 1 ED
Tobramycin   6-7,5 mg/kg/d in 1 ED (Mukoviszidose bis 10 mg/kg/d)
Netilmicin   5,5-8 mg/kg/d in 1 ED
Amikacin   15 mg/kg/d in 1 ED
Genta-, Tobramycin per inhal. (Mukoviszidose)   20-80 mg 1-2x/d

Generell an Nierenfunktion angepaßte Tagesdosis in einer Kurzinfusion über 30 Minuten zu empfehlen, Dosismodifikation nach Serumspiegelkontrollen: Talspiegel für Genta-, Tobra-, Netilmicin <1, für Amikacin <5 µg/ml.

Zeitversetzte Gabe bei Kombination/2-4 Stunden nach zellwandaktivem (β-Laktam-) Antibiotikum.

Spektrum:

Enterobakterien, Pseudomonaden

Trotz in vitro-Sensitivität von Staphylokokken, Streptococcus pyogenes und Pneumokokken in vivo unsichere Wirksamkeit. Niedrige Aktivität gegen Enterokokken, jedoch ausgeprägter Synergismus bei Kombination mit Ampicillin. Sämtliche Anaerobier sind resistent gegen Aminoglykoside.

Langsamere Resistenzentstehung gegen Amikacin im Vergleich zu den übrigen Aminoglykosiden.

Indikationen:

In Kombination mit β-Laktam-Antibiotika bei nosokomialen Infektionen (Sepsis, Pneumonie, Harnwegsinfektionen, gramnegative Meningitis durch Enterobakterien oder Pseudomonas), Fieber bei Neutropenie und Pseudomonas-Infektionen bei Mukoviszidose
In Kombination mit Ampicillin bei Neugeboreneninfektionen, bei Enterokokken-Endokarditis (auch bei in vitro-„low-level"-Resistenz) und Listerieninfektionen
In Kombination mit Isoxazolyl-Penicillin oder Vancomycin (Nephrotoxizität!) bei Endocarditis

Kaum Indikationen für Monotherapie (Harnwegsinfektion durch resistentes gramnegatives Stäbchen, ambulante Therapie bei Pseudomonas-bedingter Otitis externa nach Nichtansprechen auf Lokaltherapie). Orale Gabe von Tobramycin, Gentamicin zur selektiven Darmdekontamination bei immunsupprimierten Patienten bzw. zur Prophylaxe einer nekrotisierenden Enterocolitis (Nachteile: schlechter Geschmack, Interaktionen, ev. Nephro- und Ototoxizität durch geringe Resorption und Kumulation).

Nebenwirkungen:
- Ototoxizität beginnend mit vestibulärer Symptomatik, später Hypakusis im Hochtonbereich bis zum irreversiblen Hörverlust
- Nephrotoxizität durch aktiven Transport in die proximale Tubulusepithelzelle (sättigbarer Mechanismus, daher ist die Dauer und nicht die Höhe einer bestimmten Konzentration im Primärharn entscheidend)
- Sehr selten allergische Reaktionen vom Soforttyp
- Neuromuskuläre Blockade mit Gefahr des Atemstillstandes bei rascher i.v.-Injektion

Kontraindikationen:
⇒ Monotherapie bei lebensbedrohlichen Infektionen
⇒ Lokaltherapie mit parenteral verwendbaren Substanzen (Selektion resistenter Keime, Allergisierung)
⇒ Myasthenia gravis (Curare-ähnliche Wirkung/Antidot: Calcium-Gluconat)
⇒ Schwangerschaft
Cave Niereninsuffizienz und Kombination mit anderen nephrotoxischen Substanzen

Interaktionen:
- Verstärkung der Oto- und Nephrotoxizität bei gleichzeitiger Gabe von Vancomycin, Polymyxin, Furosemid oder Cisplatin
- Die vermehrte Nephrotoxizität bei Kombination mit Cephalosporinen wurde nur bei Cephalotin festgestellt
- Gefahr des Atemstillstandes (s.o.) bei gleichzeitiger Gabe von Magnesiumsulfat, Malathion oder Polymyxin bzw. verlängerte Wirkungsdauer von Muskelrelaxantien
- Erhöhte Serumspiegel bei gleichzeitiger Gabe von Indomethacin oder Methotrexat

- Verminderte Resorption von Digoxin bzw. Methotrexat bei gleichzeitiger oraler Gabe eines Aminoglykosids
- Niedrigere Serumspiegel bei gleichzeitiger Gabe von Carboxy-Penicillinen bzw. Miconazol

Ältere Aminoglykoside

Neomycin, Paromomycin

Dosierung:

Neomycin:	p.o. 50-100 mg/kg/d in 4 ED	max. 8 (-12) g/d
Paromomycin	p.o. 30 mg/kg/d in 3 ED	

Spektrum:

> Viele Enterobakterien, einige Staphylococcus aureus-Stämme

Indikationen:
Selektive Darmdekontamination (kontrovers diskutiert),
Neomycin: Säuglingsdiarrhoe durch enteropathogene E. coli-Stämme
Paromomycin: Giardiasis der Schwangeren, Alternativtherapie bei leicht verlaufender Amöbiasis

Keine Indikationen:
Reduktion der Ammoniakproduktion durch die Darmflora bei Leberversagen (nicht bewiesen), Diarrhoe durch Salmonellen oder Shigellen (trotz in vitro-Aktivität in vivo unwirksam)

Nebenwirkungen:
- Hohe Oto- und Nephrotoxizität (keine systemische Gabe, cave Resorption bei Mucositis bzw. nach Irrigation von Wunden, Gelenken u.a. Körperhöhlen, bis 10% Resorption nach oraler Gabe bei Säuglingen!)
- Allergische Reaktionen besonders bei lokaler Applikation
- Malabsorption und Diarrhoe infolge Schädigung der Mikrovilli des Dünndarmes nach mehrtägiger oraler Gabe
- Enterocolitis durch Neomycin-resistente Staphylokokken
- Selektion von Hefen im Darm

Kontraindikationen, Interaktionen:
siehe Aminoglykoside

Streptomycin

Dosierung:
i.m. 20-30 mg/kg/d in 1 ED   max. 1 g/d
Überwachung des Serumspiegels!   (maximal 20-30 µg/ml)

Spektrum:
Trotz in vitro-Aktivität gegen zahlreiche Bakterien oft nur schlechtes klinisches Ansprechen der entsprechenden Erkrankungen.

Indikationen:
Tularämie, Pest und Brucellose (kombiniert mit Tetrazyklin), Tuberkulose (bei schweren Verlaufsformen in Mehrfachkombination), als Kombinationspartner mit Ampicillin bei schweren Enterokokkeninfektionen, wenn Gentamicin hochresistent ist (nur nach Austestung!)

Nebenwirkungen:
- Oto- und Nephrotoxizität
- Allergische Reaktionen
- Anstieg der Leberenzyme
- Knochenmarkssuppression
- Neuromuskuläre Blockade

Kontraindikationen:
⇒ Schwangerschaft
⇒ Niereninsuffizienz

Interaktionen:
- siehe Aminoglykoside

Nitrofurane

Dosierung:
Nitrofurantoin: p.o. 1-2 mg/kg/d in 1 ED abends   max. 100 mg/d
(Langzeitprophylaxe)

Spektrum:
(vorwiegend bakteriostatisch)

Staphylococcus aureus	*E. coli*
Koagulase-negative Staphylokokken	*Salmonellen*
β-hämolysierende Streptokokken	*Shigellen**
Pneumokokken	
Enterococcus faecalis	
Corynebakterien	

* Sonstige Enterobakterien unterschiedlich empfindlich
Resistent sind Pseudomonaden und Acinetobacter

Indikation:
Langzeitprophylaxe von Harnwegsinfekten (regelmäßige Kontrollen
von Blutbild, Nieren- und Leberparametern!)

Nebenwirkungen:
(vor allem bei hoher Dosierung)
- Gastrointestinale Symptome (vermindert bei Einnahme zu den
  Mahlzeiten)
- Neurologische Symptome besonders bei Langzeittherapie und
  gleichzeitiger Niereninsuffizienz: Kopfschmerz, Müdigkeit, peri-
  phere Polyneuropathie oder Nystagmus (Therapiestop!)
- Leukopenie, Eosinophilie, megaloblastäre Anämie durch Folsäure-
  mangel, Hämolyse bei Glukose-6-P-Dehydrogenase-Mangel
- Verschiedenartige reversible Exantheme
- Hypersensitivitätsreaktionen wie Fieber, Arthralgien, Anaphylaxie,
  SLE-ähnliche Symptome, Stevens-Johnson-Syndrom
- Asthma-Verschlechterung, akute oder schleichend beginnende
  reversible interstitielle Pneumonitis z.T. mit Pleuraerguß, nach
  Gabe >6 Monate auch irreversible steroidresistente symptomati-
  sche Lungenveränderungen

- Selten Hepatotoxizität (Therapiestop!)
- Braunverfärbung des Urins
- Falsch hohe Laborparameter (Glucose, Kreatinin, Bilirubin, alkalische Phosphatase)
- Sehr selten Alopezie, Hemmung der Spermatogenese (Mutagenität im Tierversuch)

Kontraindikationen:
⇒ Schwangerschaft, Stillzeit, Säuglingsperiode
⇒ Niereninsuffizienz
⇒ Leberinsuffizienz
⇒ Prostatitis, Urethritis
⇒ Harnwegsinfektionen mit Beteiligung des Nierenparenchyms, Bakteriämie

Interaktionen:
- Antazida vermindern die Resorption von Nitrofurantoin
- In-vitro-Antagonismus mit Gyrasehemmern
- Enzyminduktion in der Leber, dadurch beschleunigter Abbau z.B. von Phenytoin

Fusidinsäure

Dosierung:

p.o.: 35 mg/kg/d in 3 ED   max. 3 g/d
i.v.: 20 mg/kg/d in 3 ED (über mind. 2 Stunden)   max. 2 g/d

Spektrum:
(vorwiegend bakteriostatisch)

Staphylokokken Corynebacterium diphtheriae	*Meningokokken* *Gonokokken*

Nur schwach wirksam auf Streptokokken und Pneumokokken, keine Wirkung gegen gramnegative Stäbchen. Cave: Resistenzentwicklung unter Therapie möglich.

Indikationen:
Reserveantibiotikum gegen multiresistente Staphylokokken (in Kombination)

Nebenwirkungen:
- Magen-Darm-Beschwerden bei peroraler Gabe
- Ikterus
- Nekrosen bei paravenöser Infusion

Kontraindikationen:
⇒ Überempfindlichkeit gegen Fusidinsäure
⇒ Patienten mit Leberschäden

Interaktionen:
- Schlechte Resorption bei Kombination mit alkalisierenden Substanzen (Antazida, Bicarbonat)

Fosfomycin

Keine Kreuzresistenz bzw. -allergie, hohe Gewebs- und Liquorspiegel

Dosierung:
i.v.:   100-200 (-300) mg/kg/d in 3 ED   max. 15 g/d

Spektrum: (bakterizid)

Staphylokokken Streptokokken	*Gonokokken, Meningokokken* *Haemophilus* *E. coli* *Salmonellen* *Proteus* *Serratia* *Pseudomonas (Resistenzen!)*

Resistenzentwicklung unter Therapie möglich.

Indikationen:
(in Kombination)
Osteomyelitis, Shuntinfektionen, neonatale Meningitis

Nebenwirkungen:
- Venenreizung
- Übelkeit, Erbrechen, Durchfall
- GOT-, GPT- und AP-Anstieg
- Na-Belastung (1g Fosfomycin enthält 14,5 mval Na$^+$)

Kontraindikationen:
⇒ Gravidität
⇒ Hypernatriämie

Interaktionen:
- nicht bekannt

Glycopeptide

Dosierung:
(Infusion von Vancomycin über mindestens 1 Stunde)

Vancomycin: i.v. 50 mg/kg/d in 4 ED max. 2 g/d
Teicoplanin: i.v. 3 x 10mg/kg alle 12 h, dann 10 mg/kg/d in 1 ED
 max. 400 mg/d
(Neugeborene: 16 mg/kg/d initial, anschließend 8 mg/kg/d in 1 ED)

Spektrum: (bakterizid)

Staphylococcus aureus Koagulase-negative Staphylokokken (jeweils auch bei Methicillin-Resistenz) Streptokokken Enterokokken (nicht bakterizid) Listerien Corynebakterien Bacillus anthracis	*Flavobacterium meningosepticum*
Grampositive Anaerobier einschließlich Clostridien (+ C. difficile) Lactobazillen	Actinomyces israelii

Resistenzentstehung primär empfindlicher Keime gegen Vancomycin bisher „nur" bei Enterokokken bekannt; teilweise Kreuzresistenz mit Teicoplanin, keine Kreuzresistenz mit anderen Antibiotikagruppen.

Indikationen:
Lebensbedrohliche Infektionen durch Methicillin-resistente Staphylokokken oder Methicillin-sensible Staphylokokken wie Sepsis, Endokarditis, Meningitis, Peritonitis, nosokomiale Pneumonie bzw. bei β-Laktam-Allergie sowie Katheter-, Endoprothesen- oder Shuntinfektionen (ev. intrathekale Gabe); bei schlechtem Ansprechen von Infektionen durch Methicillin-resistente Staphylokokken Kombination mit Rifampicin oder Fusidinsäure
Infektionen durch Enterokokken (in Kombination mit Aminoglykosiden, bei Ampicillinresistenz oder Penicillinallergie), Corynebakterium JK und andere diphtheroide Stäbchen (rascherer Wirkungseintritt als bei Isoxazolyl-Penicillinen)

Endokarditis durch Streptococcus viridans, Streptococcus bovis oder
 Enterokokken (s. oben)
Meningitis durch Flavobacterium meningosepticum.
Perorale Gabe bei pseudomembranöser Enterocolitis (bei Kindern sehr
 selten) durch Toxine von Clostridium difficile bzw. Staphylococcus
 aureus (zusätzlich Absetzen des auslösenden Antibiotikums!)
In Kombination zur totalen Darmdekontamination vor Knochenmark-
 transplantation (aufgrund zunehmender Enterokokkenresistenz
 nicht mehr generell zu empfehlen)

Nebenwirkungen:
(Vancomycin)
- „Red neck"- oder „red man"-Syndrom (Rötung und Juckreiz am
 Nacken, aber auch im Gesicht und am Oberkörper) während
 rascher Infusion von hohen Dosen
- Makulopapulöses Exanthem bei 4-5% aller Patienten
- Fieber, Schüttelfrost, lokale Phlebitis (kaum bei längerer Infusion)
- Schock bei rascher i.v.-Gabe
- Tinnitus und Hochton-Schwerhörigkeit; permanente Hörschäden
- Niereninsuffizienz
- Neutropenie und Thrombopenie

Nebenwirkungen:
(Teicoplanin)
- Allergische Reaktionen einschließlich Bronchospasmus und Ana-
 phylaxie (im Gegensatz zu Vancomycin auch bei rascher Infusion
 keine ausgeprägte Mediatorfreisetzung, kein „red man"-Syndrom)
- Phlebitis an der Injektionsstelle
- Selten Tremor, Nausea, Erbrechen, Kopfschmerz, Schwindel,
 Erhöhungen von Leberenzymen oder Kreatinin; Leukopenie,
 Thrombopenie, Thrombozytose und Eosinophilie
- Nach bisheriger Erfahrung geringere Oto- und Nephrotoxizität als
 Vancomycin

Kontraindikationen:
⇒ Infektionen, die mit β-Laktam-Antibiotika behandelbar sind
⇒ Nur bei vitaler Indikation bei akutem Nierenversagen, vorbeste-
 hender Hypakusis und Schwangerschaft

Interaktionen:
(Vancomycin)

- Vermehrte Oto- und Nephrotoxizität bei gleichzeitiger Gabe von Aminoglykosiden, Amphotericin B, Cyclosporin, Cisplatin und Furosemid
- Additive Nephrotoxizität mit Polymyxin
- Verminderte enterale Resorption von Digoxin
- Unverträglichkeit (in Lösung) mit Steroiden und Penicillinen; Inaktivierung durch hohe Dosen Heparin

Interaktionen:
(Teicoplanin)

- Additive oder synergistische Nephro- und Ototoxizität bisher nicht beschrieben; trotzdem Vorsicht bei Kombination mit bekannt nephro- oder ototoxischen Substanzen

Nitroimidazole

Dosierung:
(Therapiedauer möglichst nicht über 10 Tage)

Metronidazol: i.v. 30 mg/kg/d in 4 ED (1. Dosis 15 mg/kg/d)
               p.o. 15-30 mg/kg/d in 2-4 ED, (p.o.=i.v.) max. 2 g/d
Trichomonas-Vaginitis: p.o. 15 mg/kg/d in 3 ED, max. 750 mg/d
             (1 Woche)
             Erwachsene: p.o. 1 x 2 g in 1 ED
Giardiasis: gleiche Dosis p.o. (5 Tage)
Intestinale Amöbiasis: p.o. 35-50 mg/kg/d in 3 ED, max. 2,25 g/d
             (10 Tage)

Spektrum:

	Helicobacter pylori
Sehr gute bakterizide Wirkung gegen Anaerobier inkl. Bacteroides fragilis	Spirochäten Entamoeba histolytica Gardia lamblia Trichomonas vaginalis

Selten Resistenzentstehung bei Anaerobiern, Trichomonaden und Amöben

Indikationen:
Anaerobier-Infektionen wie Sepsis, Hirnabszeß oder Osteomyelitis, pseudomembranöse Enterocolitis durch Clostridium difficile-Toxine (bei toxischem Megacolon im Gegensatz zu Vancomycin auch i.v. verabreichbar), aerob-anaerobe Mischinfektionen (Lungenabszeß nach Aspiration, Hirnabszeß, Peritonitis, gynäkologische Infektionen) in Kombination, „Aminkolpitis" (Anaerobierwirkung),
Protozoen-Infektionen (Vaginitis durch Trichomonaden, Enterocolitis durch Amöben, Lamblien; fraglich wirksam bei kutaner Leishmaniose), Langzeittherapie eines Morbus Crohn umstritten (bis 20% periphere Neuropathien)

Nebenwirkungen:
* Potentiell mutagene Metabolite durch Nitroreduktasen aus Darmbakterien; bisher jedoch kein Hinweis auf Teratogenität bzw. erhöhtes Malignomrisiko (strenge Indikationsstellung).

- Übelkeit, Erbrechen, Diarrhoe, metallischer Geschmack, pelziges Gefühl auf der Zunge, Glossitis, Stomatitis, Mundtrockenheit, Pankreatitis, Candida-Überwucherung des Darmes
- Neurologische Symptome wie Krampfanfall, Synkopen, Enzephalopathie, Ataxie, periphere Polyneuropathie (Therapiestop!)
- Reversible Neutropenie
- Rotbraune Urinverfärbung, Brennen in Urethra/Vagina
- Gynäkomastie
- Urticaria, makulopapulöses Exanthem

Kontraindikationen:

⇒ Schwangerschaft (besonders 1.Trimenon), Stillperiode

⇒ Propionibacterium acnes-Infektionen (primäre Resistenz)

Interaktionen:
- Antabus-artiger Effekt bei gleichzeitiger Alkoholzufuhr
- Verzögerte Metabolisierung oraler Antikoagulantien (meist Dosisreduktion nötig)
- Erhöhte Toxizität von Lithium
- Dystone Reaktionen bei gleichzeitiger Gabe von Chloroquin
- Cimetidin verzögert den Metronidazol-Abbau (erhöhte Toxizität)
- Beschleunigter Abbau bei hepatischer Enzyminduktion (z.B. durch Phenytoin oder Phenobarbital)

Rifampicin

Dosierung:

i.v. = p.o.:   15 mg/kg/d in 1 ED   max. 600 mg/d

Spektrum:
(bakterizid)

Staphylococcus aureus Koagulase-negative Staphylokokken (jeweils auch bei Methicillin-Resistenz) Streptokokken	*Legionellen* *Neisserien* *Haemophilus influenzae* *Brucella*
<u>Clostridium difficile</u>	Mycobacterium tuberculosis M. avium intracellulare u.a. „atypische Mykobakterien" Chlamydien

Indikationen:

<u>In Kombination:</u>

mit anderen Tuberkulostatika (z.B. INH, Ethambutol, Pyrazinamid)
  bei allen Formen der Tuberkulose, Infektionen mit „atypischen
  Mykobakterien" (MOTT = mycobacteria other than tuberculosis)
mit täglichen Gaben von Dapson bzw. Clofazimin bei Lepra: Rifampicin 1x/Monat
mit anderen Staphylokokken-wirksamen Substanzen bei Infektionen
  durch Methicillin-resistente oder -tolerante Staphylokokken bei
  schlechtem Ansprechen auf Vancomycin
mit anderen geeigneten Antibiotika bei Legionellose, Brucellose,
  Meningitis und „Fremdkörperinfektionen"

Als <u>Monotherapie</u> nur bei kurzfristiger prophylaktischer Gabe, wie
Meningitisprophylaxe bei Meningokokken oder Haemophilus influenzae (häufigste Indikation in der Pädiatrie) s. Seite 135

Nebenwirkungen:

- Orangerote Verfärbung der Körperflüssigkeiten (Kontaktlinsen
  evtl. permanent!)
- Grippeähnliche Symptome (besonders bei intermittierender Therapie)
- Bei Überdosierung „red man"-Syndrom

- Vorübergehende Bilirubinerhöhung am Beginn der Therapie
- Reversible Exantheme (5%) und Transaminasenerhöhungen (14%) bei langer Therapiedauer
- Sehr selten schwere Nebenwirkungen wie Leberschädigung, toxische epidermale Nekrolyse, massive Hämolyse, ZNS-Symptome, Pankreatitis, Nierenversagen oder pseudomembranös-nekrotisierende Enterocolitis
- Bei kurzfristiger Gabe (Prophylaxe) selten Müdigkeit, Kopfschmerzen, gastrointestinale Symptome, Juckreiz und Exantheme

Kontraindikationen:
⇒ Monotherapie über längere Zeit
⇒ Schwangerschaft (plazentagängig, im Tierversuch teratogen)

Interaktionen:
- Induktion von mikrosomalen Leberenzymen, dadurch beschleunigter Abbau und verminderte Wirksamkeit von Barbituraten, Benzodiazepinen, Betablockern, Chinidin, Clofibrat, Cyclosporin, Digitalis-Glykosiden, Glucocorticoiden, Methadon, Narkotika, oralen Kontrazeptiva, Phenytoin, Sulfonylharnstoffen, Tetrazyklinen, Theophyllin, Thyroxin, Verapamil u.a.
- Gering erhöhtes Hepatotoxizitätsrisiko bei Kombination mit INH
- Verminderte enterale Resorption bei Kombination mit Paraaminosalizylsäure

Chloramphenicol

Aufgrund schwerer, zum Teil tödlicher Nebenwirkungen nur noch bei vital bedrohlichen Infektionen und fehlender Alternativ-Therapie indiziert!

Dosierung:

p.o. = i.v.:	50-100 mg/kg/d in 4 ED	max. 2 g/d
Maximale Gesamtdosis:	30 g bzw. 700 mg/kg !	
Spitzenspiegel:	10-20 µg/ml !	

Spektrum:

Streptokokken Staphylokokken	*Enterobakterien einschließlich* *Salmonella* *Brucella* *Francisella tularensis* *Pasteurella pestis* *Neisserien* *Haemophilus influenzae*
<u>Anaerobier</u>	Leptospiren Rickettsien Chlamydien Mycoplasmen

Mögliche Indikationen:
Hirnabszeß, schwere Anaerobier-, Pseudomonas mallei- (Rotz) und intraokuläre Infektionen, Brucellose, Pest, Tularämie sowie Rickettsiosen

Nebenwirkungen:
- Dosisabhängige, reversible Knochenmarkssuppression während der Therapie
- Dosisunabhängige, irreversible Knochenmarkssuppression bis zur schweren aplastischen Anämie nach Wochen bis Monaten (1:10.000-50.000); auch bei Lokaltherapie (z.B. Augentropfen) beschrieben
- Vitamin K-Mangel
- periphere Neuropathie
- Opticusneuritis bei Langzeitbehandlung

- Hämolyse bei Glukose-6-Phosphat-Dehydrogenase-Mangel
- „Gray-Syndrom" (Blässe, Zyanose, geblähter Bauch, Erbrechen, schwere Hypotonie, Atemstörungen): bei Neugeborenen nach Dosen von > 25 mg/kg/d über mehr als 3 Tage (ähnliche Symptome bis zum Alter von 2 Jahren beschrieben)

Kontraindikationen:
⇒ Infektionen, die mit anderen Substanzen behandelbar sind
⇒ Therapiewiederholung nach reversibler Myelosuppression
⇒ Leukopenie, Anämie, Thrombozytopenie
⇒ Leberfunktionsstörung
⇒ Schwangerschaft, Stillperiode

Interaktionen:
- Verzögerte Metabolisierung und verlängerte Halbwertszeit von Chlorpropamid, Cyclophosphamid, Etomidat, Methotrexat, Phenobarbital, Phenytoin, Tolbutamid und oralen Antikoagulantien

Tetrazykline

Bei Kindern selten indiziert (unter 8 Jahren nur bei vitaler Indikation). Bevorzugte Substanz ist Doxycyclin wegen guter Resorption, geringer Metabolisierungsrate und langer Halbwertszeit (1x tägl. Gabe).

Dosierung:
Doxycyclin: i.v. = p.o. initial 4, dann 2 mg/kg/d in 1 ED
max. 200 mg/d
Minocyclin: p.o. initial 1 x 4 mg/kg, dann 2 mg/kg alle 12 Stunden
max. 200 mg/d

Spektrum: bakteriostatisch

Streptokokken Listerien	*Haemophilus* *Campylobacter* *Brucella* *Vibrio sp* *Neisserien*
Propionibacterium acnes	Borrelien Chlamydien Mycoplasmen

Indikationen:
Chlamydien-, Mykoplasmen- und Rickettsien-Infektionen, Akne bei Makrolidunverträglichkeit, Borreliose (Stadium I)

Nebenwirkungen:
- Magen-Darm-Störungen, Glossitis, selten pseudomembranöse Colitis
- Leber- bzw. Nierenschädigung
- Erhöhte Photosensibilität
- Sehr selten intrakranielle Drucksteigerung
- Gelbfärbung der Zähne und Schmelzdefekte während der Zahnentwicklung, Knochenwachstumsstörungen < 8 Jahre
- Lokale Schleimhautirritationen bis Ulzerationen bei längerer Verweildauer im Rachen
- Allergien

Kontraindikationen:

⇒ Schwangerschaft/letztes Drittel (plazentagängig)

⇒ Stillende Mütter (Ausscheidung über die Muttermilch)

⇒ Kinder <8 Jahren

⇒ Myasthenia gravis (Magnesium-haltige i.v.-Präparate)

Interaktionen:

- Verminderte enterale Resorption mit Milchprodukten, zweiwertigen Kationen, Antazida, Cholestyramin
- Konjunktivitis bei gleichzeitiger Verwendung von quecksilberhaltigen Antiseptika (Reinigungslösungen für Kontaktlinsen)
- Verminderte Wirksamkeit von oralen Kontrazeptiva
- Verstärkte Wirkung von oralen Antikoagulantien, oralen Antidiabetika und Cyclosporin A
- Erhöhte Toxizität von Methotrexat und Lithium (selten auch von Digoxin und Theophyllin)

Gyrasehemmer (Fluoquinolone)

Bei Kindern besteht aufgrund Schädigung des wachsenden Knorpels im Tierversuch eine nur sehr eingeschränkte Indikation (bisherige Erfahrungen hauptsächlich mit Ciprofloxacin).

Dosierung:

Ciprofloxacin:	p.o. 30 mg/kg/d in 2 ED	max. 1500 mg/d
	i.v. 20 mg/kg/d in 2 ED	max. 1000 mg/d

Spektrum:

Staphylokokken (s.u.) Listerien	*Enterobakterien* *Pseudomonaden* *Acinetobacter* *Legionella* *Moraxella catarrhalis* *Haemophilus influenzae* *Pasteurella multocida* *Campylobacter* *Neisserien*
	Mycobacterium tuberculosis Mycobacterium avium intracellulare Chlamydien

Deutlich weniger wirksam gegen Anaerobier, grampositive Kokken (besonders Enterokokken, Streptokokken einschließlich Pneumokokken).

Rasche Resistenzentwicklung gegen Enterokokken, Staphylokokken (lokal bis >60%), Klebsiellen, Enterobacter und Pseudomonas aeruginosa während der erst kurzen Anwendungszeit (in erster Linie durch häufigen, vielfach wahllosen Gebrauch).

Komplette Kreuzresistenz zwischen allen Fluochinolonen. Resistenzentstehung auch unter Therapie möglich.

Einzige oral verfügbare Substanzgruppe mit Pseudomonaswirksamkeit!

Mögliche Indikationen im Kindesalter:
Infektionen durch multiresistente gramnegative Problemkeime, orale Pseudomonastherapie, z.B. bei Mukoviszidose (höhere Dosen) oder Otitis externa (auch lokal)

Nebenwirkungen:
(Häufigkeit 1-7 %, generell gut verträglich)
- Schädigung des wachsenden Knorpels stark belasteter Gelenke (Kniegelenk) im Tierversuch (beim Menschen bisher nicht nachgewiesen, aber auch noch nicht ausschließbar)
- Gastrointestinale Symptome wie Übelkeit, Erbrechen, Bauchschmerzen, Meteorismus, Diarrhoe, Anorexie und Mundtrockenheit; sehr selten pseudomembranöse Enterocolitis
- ZNS-Symptome wie Kopfschmerzen, Lethargie, Agitation, Alpträume und Sehstörungen (bis 2%); in <0,5 % auch Halluzinationen, psychotische Reaktionen, Depression und Krampfanfälle.
- Pruritus, Urticaria u.a. Exantheme, Photosensibilisierung
- Selten Muskelschwäche, Arthralgien, Störungen der Sinnesorgane, Hypotension und Tachycardie, Kreatinin- und Leberenzym-Erhöhung, Leukopenie, Anämie, Thrombopenie, Eosinophilie, schwere allergische Reaktionen wie Anaphylaxie oder Stevens-Johnson-Syndrom
- Im Tierversuch wurden weiters Hodenschädigung, Katarakt, Retinaveränderungen und Ataxie beschrieben

Kontraindikationen:
⇒ Schwangerschaft, Stillzeit
⇒ Kindesalter, Heranwachsende (siehe Nebenwirkungen)
⇒ Besondere Vorsicht bei Patienten mit erniedrigter Krampfschwelle bzw. Niereninsuffizienz
⇒ Infektionen, die mit anderen Antibiotika behandelbar sind

Interaktionen:
- Verminderte Resorption durch gleichzeitige Gabe von mineralischen Antazida, H_2-Blockern und Substanzen, die die Magenentleerung verzögern bzw. die Darmpassage beschleunigen
- Serumspiegel-Erhöhung von Cyclosporin A, Theophyllin und Koffein
- Im Tierversuch erhöhte Krampfbereitschaft bei gleichzeitiger Gabe von nicht-steroidalen Antiphlogistika

Lokalantibiotika

Nur sehr wenige Antibiotika sind für eine Lokaltherapie geeignet. Durch Konzentrationserhöhung des Antibiotikums nach Eintrocknen kann es zu lokaler Toxizität, durch Verdünnung zu Wirkungsverlust und Selektion resistenter Stämme kommen. Abgesehen von vielfach überflüssigen Zusätzen (Steroid, Antimykotikum) führen verschiedene Präparate zu systemischer Toxizität durch Resorption von Wundflächen bzw. entzündeten Schleimhäuten oder zur Allergisierung. Auch bei lokaler Anwendung von Chloramphenicol kann eine dosisunabhängige schwere Knochenmarksschädigung nicht ausgeschlossen werden. Es sollten daher nur Reinsubstanzen mit geringer Allergisierungspotenz bzw. Toxizität sowie ohne systemische Anwendbarkeit bevorzugt werden. Wegen der Gefahr einer Innenohrschädigung können Aminoglykosid-hältige Ohrentropfen nur nach Ausschluß einer Trommelfellperforation empfohlen werden.

Empfehlenswerte Antibiotika-Gruppen für lokale Therapie

Polypeptide: Bacitracin, Polymyxin E, Polymyxin B
Ältere Aminoglykoside: Neomycin, Paromomycin, Framycetin
Mupirocin

Lokalantibiotika mit eingeschränkter Indikation
(Resistenzentwicklung, Allergisierung)

Makrolide:	Erythromycin
Sulfonamide:	Sulfacetamid, Sulfadicramid, Sulfadiazin
Tetrazykline:	Chlortetrazyklin, Oxytetrazyklin
Lincosamide:	Clindamycin (s. Seite 61)
Fusidinsäure	s. Seite 72

Nur bei Augeninfektionen:
Fluoquinolone (Norfloxacin, Ofloxacin, Ciprofloxacin),
systemisch verwendete Aminoglykoside (Gentamicin, Tobramycin)

Nicht zu empfehlende Lokalantibiotika

Chloramphenicol: potentielle dosisunabhängige Knochenmarkstoxizität

ANTIBIOTIKATHERAPIE BEI LEBERERKRANKUNGEN

Antibiotika mit stärkerer Metabolisierung in der Leber (z.B. Chloramphenicol, Ciprofloxacin, Cotrimoxazol, Fusidinsäure, Makrolide, Metronidazol, Mezlocillin, Tetrazykline) sollen bei Lebererkrankungen mit Vorsicht dosiert werden. Zu Blutungsneigung führende Antibiotika (Cefamandol, Cefmenoxim, Cefoperazon, Cefotetan, Latamoxef) sollten nicht verwendet werden.

Clindamycin, Ethionamid, Isoniazid, Nitrofurantoin, Protionamid, Pyrazinamid und Rifampicin können hepatotoxisch sein und sind bei hepatischer Insuffizienz kontraindiziert.

Renal ausgeschiedene Antibiotika wie Aminoglykoside (Gentamicin, Tobramycin, Netilmicin, Amikacin), Aminopenicilline, Azlocillin, Cefalexin, Cefoxitin, Cefotaxim, Ceftazidim, Cefuroxim, Imipenem, Penicillin G und Vancomycin können ohne Dosiseinschränkung gegeben werden.

ANTIBIOTIKATHERAPIE BEI NIERENINSUFFIZIENZ

Bei überwiegend renal ausgeschiedenen Substanzen kommt es im Falle einer Niereninsuffizienz zur Kumulierung des Antibiotikums. Die Dosis muß der Schwere der Niereninsuffizienz (Kreatininclearance!) angepaßt werden. Die Gefahr der Nebenwirkungen ist abhängig vom Ausmaß der Kumulation und der Toxizität der Substanz.

Nephrotoxische Antibiotika:	Aminoglykoside
	Polymyxine
	Vancomycin

Ampicillin, Amoxicillin, Azlocillin, Flucloxacillin, Mezlocillin, Oxacillin und Piperacillin können bei Niereninsuffizienz in mittlerer Dosierung verwendet werden (s. Tabelle, Seite 90)

Eine Dosisanpassung ist nicht erforderlich bei Ceftriaxon, Chloramphenicol, Doxycyclin, Fusidinsäure, Makroliden und Rifampicin.

Dosierungsintervalle bei Niereninsuffizienz (mod. nach Simon/Stille):

| Antibiotikum | Halbwertszeit (h) | | Dosierungsintervall (h) bei Kreatininclearance (ml/min) | | | | % Urin-recovery |
	normal	schwere Nieren-insuff.	> 80	80-50	50-10	< 10	parenteral; normale Nieren-funktion
Amikacin	2,3	72-96	8	24	24-72	72-96	90
Ampicillin	1,0	8,5	6	8	12	12-24	60
Azlocillin	1,25	8-10	6	8	8	12-24	95
Aztreonam	1,7	6-9	6	8	12	24	70
Cefaclor	1,0	6-10	6	6	8	12	60
Cefadroxil	1,5	5-20	12	12	24	36	85
Cefalexin	1,0	30	6	6	8	24-48	90
Cefazolin	1,5	5-20	6	8	12	24	90
Cefixim	2,5	5-10	24	24	24	24	20
Cefotaxim	1,0	14	8	8	8	12	50
Cefotiam	0,75	5-10	6	8	12	24	70
Cefoxitin	0,75	5-10	6	8	12	24	90
Cefpodoxim	2,3	5-10	12	12	12	24	40
Ceftazidim	2,0	15-25	8	12	24	48	90
Ceftriaxon	7-8	12-15	12-24	24	24	24	50
Cefuroxim	1,2	5-20	6	8	12	24	90
Ciprofloxacin	3-4	10	12	12	12	24	40
Clindamycin	3	3-5	6	6	8	12	40
Clarithromycin	5	10-20	12	12	12	12	18
Doxycyclin	15	24	24	24	24	24	70
Erythromycin	2	8	8	8	8	8	12
Flucloxacillin	0,75	8	6	8	8	12	35
Fusidinsäure	5	5	8	8	8	8	1
Gentamicin	2	60	8	12	18-24	48	90
Imipenem	1	3-4	6	8	12	12-24	20
Metronidazol	7	8-12	8	8	12	24	30
Mezlocillin	0,8	6-14	6	8	8	12-24	60
Penicillin G	0,65	7-10	6	8	8	12	90
Ofloxacin	7	35	12	12	24	48	86
Oxacillin	0,4	2	4-6	6	6	8	25
Piperacillin	1,0	6-10	6	8	8	12-24	60
Rifampicin	3	3	12	12	12	12	30
Roxithromycin	10	10	12	12	12	12	12
Teicoplanin	50	110	24	48	*	*	50
Ticarcillin	1,1	16	6	8	12	24-48	95
Tobramycin	2	60	8	12	18-24	48	90
Trimethoprim	10	12-24	12	12	24	-	60
Vancomycin	6	250	12	72	240	240	85

* S. Fachinformation
Genaue Dosierungsangaben sind den jeweiligen Fachinformationen zu entnehmen.

EMPFEHLUNGEN ZUR ANTIBIOTIKATHERAPIE KINDLICHER INFEKTIONEN

H. M. Grubbauer, H. J. Dornbusch, U. Theuretzbacher

Überlegungen vor Beginn einer antibiotischen Therapie

- Wurden entsprechende mikrobiologische Untersuchungen durchgeführt?
- Verträgt das Kind das Antibiotikum, sind Allergien oder Unverträglichkeiten bekannt?
- Entstehen durch das Antibiotikum Interaktionen zu anderen Medikamenten, welche das Kind nimmt?
- Applikationsart: bei i.v.-Applikation Bolus oder Infusion,
- Bei p.o.-Gabe je nach Antibiotikum Zeit der Gabe in Relation zum Essen festsetzen.
- Entsprechend der Pharmakokinetik des Medikamentes Dosisintervalle (auch in Relation zu anderen Medikamenten) festsetzen.
- Penetriert das Antibiotikum zum Infektionsort?
- Hat das Kind eine eingeschränkte Leber- oder Nierenfunktion, die eine Dosisreduktion erfordert oder die Gabe einzelner Medikamente verbietet?
- Bei Abszeßbildung ist vor Beginn einer antibiotischen Therapie eine Inzision oder Drainage mit mikrobiologischer Untersuchung des gewonnenen Materials erforderlich.
- Ist eine Prophylaxe der Angehörigen zur Verhinderung einer weiteren Erkrankung notwendig (z.B. Meningokokken)?

Tonsillopharyngitis

Eine Tonsillopharyngitis mit dem Hauptsymptom Halsschmerz wird durch eine Reihe von Erregern hervorgerufen. Aus dem klinischen Befund kann die Unterscheidung zwischen viralen und bakteriellen Infektionen nicht sicher abgeleitet werden.

Keimnachweis

Rachenabstrich (Kultur, Schnelltests)

Erreger

Die häufigsten bakteriellen Erreger sind A-Streptokokken. Wesentlich seltener sind Neisserien, Corynebakterien, Mykoplasmen oder Anaerobier in Mischinfektion. Gleich häufig kommen die verschiedensten Viren vor.

Antibiotikatherapie

Als Therapie der Wahl der A-Streptokokken-Tonsillitis gilt nach wie vor orales Penicillin (100.000 IE/kg/d = 60 mg/kg/d in 2-3 Einzeldosen). Als Alternative können Makrolide oder Cephalosporine verwendet werden. Bei Therapieversagern oder rezidivierender Angina eignet sich Amoxicillin/Clavulansäure oder Clindamycin. Im erstgenannten Fall sollte die Ätiologie überprüft werden. Obwohl Penicillin eine ausgezeichnete in vitro-Aktivität gegen A-Streptokokken ausübt, gibt es Berichte über Therapieversager, die wahrscheinlich auf zu niedrigen Konzentrationen am Ort der Infektion (Resorption? niedrige Dosierung?), mangelnder Compliance (unzureichende Aufklärung) oder falscher Indikation (Virusinfektion?) beruhen. Die meisten Kinder sind 24-48 Stunden nach Therapiebeginn mit geeigneten Antibiotika nicht mehr ansteckend. Die empfohlene Therapiedauer von 10 Tagen basiert auf den historischen Erfahrungen aus der Frühzeit der Penicillintherapie. Ob mit einer verkürzten Therapiedauer ein akutes rheumatisches Fieber vermieden werden kann, ist wegen der Seltenheit dieser Spätkomplikation mit Hilfe klinischer Studien nicht beweisbar. Eine Empfehlung zur Therapieverkürzung wird derzeit heftig diskutiert.

Akute Otitis media

Die **akute Otitis media** ist gekennzeichnet durch das Vorhandensein eines Mittelohrergusses und durch Symptome einer akuten lokalen oder systemischen Infektion. Von einer **rezidivierenden akuten Otitis media** wird gesprochen, wenn die Infektion mindestens 3 mal in den vergangenen 6 Monaten oder mindestens 4 mal in den vergangenen 12 Monaten diagnostiziert wurde. Ein **Paukenhöhlenerguß** (Seromukotympanon, sekretorische Otitis media, Otitis media mit Erguß) kann entweder nach einer akuten Otitis media unterschiedlich lange bestehen bleiben oder ohne vorangegangene Symptome einer akuten Otitis media entstehen.

Keimnachweis

Ein Keimnachweis wird aus dem Mittelohrsekret durchgeführt, ist aber in der Regel nicht notwendig. Nasen- oder Rachenabstriche sind nicht aussagekräftig.

Erreger

Erregerhäufigkeit bei akuter Otitis media (%)	
Pneumokokken	30-40
Haemophilus influenzae	20-35
Moraxella catarrhalis	10-20
andere	10-20

Die häufigsten Erreger der akuten Mittelohrentzündung sind Pneumokokken (Typ 19, 23, 6, 14, 3, 18), Haemophilus influenzae (unbekapselt) und Moraxella catarrhalis. A-Streptokokken und Staphylokokken kommen wesentlich seltener vor. Bei ca. 20% der Patienten werden gleichzeitig respiratorische Viren aus der Mittelohrflüssigkeit isoliert, die den klinischen Erfolg einer Antibiotikatherapie beeinflussen können. Rezidive werden in der Mehrzahl der Fälle durch neue Erreger aus dem Nasopharynx-Reservoir oder unterschiedliche Typen hervorgerufen, da die Immunreaktion einen typspezifischen Schutz gewährleistet. Der Paukenhöhlenerguß weist eine ähnliche Erregerverteilung auf wie die akute Otitis media. Nicht nur vermehrungsfähige Bakterien, sondern auch Bakterien in der Ruhephase oder Bakterienbestandteile können eine subklinische Entzündungsreaktion hervorrufen.

Antibiotikatherapie

Antibiotika beeinflussen kurzfristig den Verlauf einer akuten Otitis media, indem sie die subjektive Schmerzperiode verkürzen und die Komplikationsrate senken. Eine Entscheidung gegen die Antibiotikatherapie sollte nur gefällt werden, wenn engmaschige Kontrollen gewährleistet sind.

	1. Wahl	2. Wahl**
akute Otitis media		
unkompliziert	Amoxicillin*	Cefpodoxim (Cefixim), Amoxicillin/Clavulansäure, Clarithromycin, Azithromycin
rezidivierend	Amoxicillin/Clavulansäure, Cefpodoxim	Cefixim, Clarithromycin, Azithromycin
Paukenerguß	wie rezidivierende Otitis media	

> * 1. Wahl nur bei niedriger Resistenzrate gegenüber Haemophilus influenzae (ev. Morax. cat.)
>
> ** Z.B.: bei Allergie, hoher Resistenzrate gegenüber Amoxicillin, Therapieversager mit Amoxicillin, vorhergegangener Therapieversager mit Amoxicillin, persistierender Erguß trotz Amoxicillin, kurz zurückliegende Amoxicillin-Therapie

Da die Penetration in die Mittelohrflüssigkeit für die meisten Antibiotika erschwert ist, dürfen die gewählten **Dosierungen** keineswegs unter die Normaldosierung fallen und sollten eher im oberen Bereich liegen. Die Symptome sollten innerhalb von 48 Stunden weitgehend gebessert sein. Wenn dies nicht der Fall ist, kann auf ein anderes Antibiotikum (Mittel 2. Wahl) ausgewichen werden. Eine wissenschaftlich gesicherte Empfehlung zur **Therapiedauer** gibt es nicht, doch dürften die empfohlenen 7 Tage bei weitem ausreichend sein. Bei **Therapieversagern** können bei über 50% der Kinder keine Bakterien mehr isoliert werden. Häufig werden Therapieversager bei Patienten mit gleichzeitiger Virusinfektion festgestellt. Resistenzen gegenüber dem Antibiotikum sind nur selten der Grund für ein primäres Therapieversagen.

Akute und chronische Sinusitis

Es wird angenommen, daß 5-10% der Atemwegsinfektionen in der frühen Kindheit durch eine akute bakterielle Sinusitis – erkennbar durch außergewöhnliche Länge und Schwere der Symptome – kompliziert werden. Die krasse Unterschätzung dieser Infektion zeigt sich in den orbitalen Komplikationen, die fast ausschließlich Kinder betreffen. Wenn die Erkrankung länger als 10 Wochen dauert, wird sie als chronisch bezeichnet.

Keimnachweis

Im Normalfall wird die akute und chronische Sinusitis ohne Keimnachweis empirisch therapiert.

Erreger

Die Erreger der **akuten bakteriellen Sinusitis** bei Kindern sind dieselben wie bei der akuten Otitis media (Pneumokokken, Haemophilus, Moraxella). Moraxella catarrhalis kommt bei jüngeren Kindern (< 4 Jahre), Staphylococcus aureus bei älteren (> 4 Jahre) häufiger vor. Bei Kindern mit schweren oder lange andauernden Symptomen werden öfter Staphylococcus aureus und anaerobe Erreger isoliert. Mischinfektionen sind eher selten.

Bei (zumeist älteren) Kindern mit **chronischer Sinusitis** werden verschiedene anaerobe Gattungen, Pneumokokken, α-hämolysierende Streptokokken, Staphylococcus aureus, seltener Haemophilus influenzae und Moraxella catarrhalis isoliert. Kinder mit Mukoviszidose leiden sehr häufig unter Sinusitis. Die Erreger sind wie bei den Lungeninfektionen Pseudomonas sp. und seltener Haemophilus, Streptokokken und Anaerobier.

Antibiotikatherapie

Da in den meisten Fällen die komplikationslose Selbstheilungsrate hoch und die Unterscheidung zu einer viralen Rhinosinusitis nicht immer leicht ist, kann eine Antibiotikatherapie der akuten Sinusitis nicht generell empfohlen werden. Wenn die Beschwerden länger als 10 Tage ohne Anzeichen einer Besserung bestehen oder die Krankheit ungewöhnlich schwer verläuft, können dieselben Antibiotika wie bei der akuten Otitis media verschrieben werden: Amoxicillin, Cephalosporine und neuere Makrolide.

Bei der chronischen Sinusitis sollte nach prädisponierenden Faktoren gesucht werden, um einen dauerhaften Erfolg zu erzielen. Zur Therapie eignen sich Amoxicillin/Clavulansäure, Cephalosporine, neuere Makrolide und eventuell Clindamycin.

Epiglottitis

Durch die Verlegung der Atemwege ist die Epiglottitis eine lebensbedrohliche Erkrankung. Die sofortige stationäre Einweisung mit Notarzttransport ist Voraussetzung für einen günstigen Ausgang. Bei verspäteter Diagnose und nicht sachgerechter Therapie ist die Letalität auch heute noch hoch.

Keimnachweis

In 40-70% der Fälle sind Blutkulturen positiv. Epiglottis-, Tracheaoder Nasopharynxabstriche können kolonisierende Bakterien nicht von pathogenen Erregern differenzieren.

Erreger

Haemophilus influenzae Typ B ist der typische Erreger dieser Erkrankung. Infolge der Impfung wird ein Rückgang dieser Haemophilus-Infektion registriert. Extrem selten sind andere Erreger wie z.B. Pneumokokken und Haemophilus parainfluenzae.

Antibiotikatherapie

Für die Behandlung eignen sich Cephalosporine der 3. Generation (z.B. Cefotaxim, Ceftriaxon), die geringe Konzentrationen zur Abtötung benötigen. Aminopenicilline/β-Laktamasehemmer sind Alternativen. Über die Therapiedauer (üblicherweise 7 Tage) gibt es keine kontrollierten Studien.

Bronchitis

Eine akute Bronchitis ist meistens Teil einer unkomplizierten Atemwegsinfektion, die innerhalb von etwa 2 Wochen abheilt.

Keimnachweis

Ein Keimnachweis wird bei unkomplizierter, akuter Bronchitis in der Regel nicht durchgeführt.

Erreger

Die akute Bronchitis ist typischerweise eine Virusinfektion. RS-, Parainfluenza-, Influenza-, Adeno- und Rhinoviren kommen am häufigsten vor. Als seltene Erreger finden sich Bakterien wie Bordetella pertussis und Haemophilus influenzae. Bei Schulkindern führen Mycoplasma pneumoniae und seltener Chlamydia pneumoniae zu Bronchitis.

Antibiotikatherapie

Eine Antibiotikatherapie ist routinemäßig nicht erforderlich. Wenn nach einigen Tagen einer symptomatischen Therapie keine Besserung eingetreten ist, kann bei Hinweisen auf eine bakterielle Superinfektion (Sputum, Differentialblutbild, CRP) die Verschreibung eines Antibiotikums, besonders bei gleichzeitiger Sinusitis, indiziert sein.

Zervikale Lymphadenitis

Eine einseitige zervikale Lymphadenitis ist zumeist Ausdruck einer regionalen Infektion (Zahnbeherdung, Peritonsillarabszeß, Aphthe usw., cave Lymphom!). Beidseitige, auch nuchale Lymphknotenschwellungen findet man außer bei Tonsillitis und Stomatitis aphthosa bei systemischen, meist viralen Infektionen.

Keimnachweis

Biopsien zur Materialgewinnung sind nur ausnahmsweise notwendig.

Erreger

Virusinfektionen (Epstein-Barr-Virus, Cytomegalievirus, Herpes-, Rötelnviren, HIV) und Toxoplasmose sind häufig mit entzündeten und vergrößerten Lymphknoten assoziiert. Bakterielle Erreger sind in der Kindheit hauptsächlich A-Streptokokken und Staphylococcus aureus. Bei Neugeborenen werden B-Streptokokken und Staphylococcus aureus isoliert. Die zervikalen Lymphknoten sind auch bei der Katzenkratzkrankheit (siehe Seite 110) am häufigsten betroffen. Erreger sind pleomorphe gramnegative Stäbchen, die der Spezies Bartonella henselae zugeordnet werden.

Antibiotikatherapie

Wenn bakterielle Erreger wahrscheinlich sind, kann eine kalkulierte Therapie durchgeführt werden. Die in Frage kommenden Substanzen müssen Streptokokken und Staphylokokken im Spektrum haben. Zu diesen Antibiotika gehören die Staphylokokkenpenicilline Flucloxacillin (auch oral) und Oxacillin, Amoxicillin/Clavulansäure und Cephalosporine der 1. und 2. Generation. Als Alternative gilt Clindamycin. Die Therapie sollte innerhalb von 48-72 Stunden ansprechen, wobei ein Rückgang der Lymphknotengröße über die Beendigung der ca. 10-tägigen Behandlung hinaus noch bis zu 6 Wochen dauern kann.

Akute bakterielle Pneumonie

Alter, Immunitätslage, anatomische (Gaumenspalte) oder neuromuskuläre Defekte (Dysphagien bei Zerebralparese) und angeborene Erkrankungen (Mukoviszidose) beeinflussen Erregerspektrum und Art der Pneumonie beim Kind.

Ambulant erworbene Pneumonie

Klinische und labortechnische Unterscheidungsmöglichkeiten zwischen bakteriellen, viralen und Mykoplasmen-Pneumonien:

	Bakterien	Viren	Mykoplasmen
Alter	bes. Säuglinge	jedes	ab Schulkindalter
Temperatur	> 39°C	< 39°C	< 39°C
Beginn	plötzlich, folgt oberer Luftwegsinfektion	langsame Verschlechterung	langsame Verschlechterung
Ansteckung zu Hause	selten	häufig	häufig, lange Inkubationszeit
Begleitsymptome	selten; Herpes labialis produktiver Husten	häufig; Myalgie, Conjunktivitis, Ausschlag, trockener Husten	häufig; Kopf-, Halsschmerzen, Pharyngitis, Myalgie, Konjunktivitis, Myringitis, Otitis media, Exanthem, zunehmender Husten, manchmal produktiv
Pleurodynie	häufig	selten	selten
Auskultation/ Perkussion	pneumonisch, evtl. einseitige Dämpfung	diffuse Rasselgeräusche, z.T. obstruktiv	einseitige, oft trockene Rasselgeräusche
Röntgenbild	alveoläre Infiltration, Segment, Lappen	interstitielle Infiltration	alveoläre+interstitielle Infiltration, meist einseitig
Verlauf	rasch progressiv	langsam	wechselnd
Pleuraerguß	kann rasch zunehmen	schmal, nicht zunehmend	schmal, nicht zunehmend
Leuko CRP	> 15.000 +++	< 15.000 +	normal +

Pneumonien treten gehäuft in den Wintermonaten auf, wobei die klassischen primären bakteriellen Pneumonien (Lobär-, abszedierende Pneumonie) selten geworden sind. Virusinfektionen des Respirationstraktes fungieren durch entzündliche Alterationen der Schleimhaut als Wegbereiter für bakterielle Superinfektionen, erkennbar durch klinische Verschlechterung mit (erneutem) Fieberanstieg sowie entsprechenden Laborbefunden.

Erreger
(entsprechend dem Lebensalter)

Bakterielle Pneumonieerreger beim Neugeborenen zeigen dasselbe Spektrum wie die neonatale Sepsis (Enterobakterien, B-Streptokokken und Listerien). Nach der Neugeborenenperiode sind Haemophilus infl. B, Staphylococcus aureus, Streptococcus pneumoniae und pyogenes die hauptsächlichen Erreger. Viel seltener werden Anaerobier, Klebsiellen, Salmonellen und andere Enterobakterien sowie Meningokokken isoliert. Ab dem 6. Lebensjahr engt sich das Erregerspektrum weitgehend auf Mykoplasmen und Pneumokokken ein, welche jedoch unterschiedliche antibiotische Therapien erfordern.

Erreger	< 2 Wo	2 Wo-5 Mo	6 Mo-5 J	6-18 J
Bakterien	++++	++	++	+
Mykoplasmen	-	-	-(+)	++++
Chlamydia trachomatis	-	++	-	-
Chlamydia pneumoniae	-	-	-	+
Viren	++	++++	++++	++
Pneumocystis carinii	-	+	-	-
Pilze	+	-	-	-

Keimnachweis

Sputumdiagnostik aufgrund Kontamination durch Mundflora besonders im Kindesalter unzuverlässig, gegebenenfalls Kultur aus Pleuraexsudat, Blutkultur bei Lobärpneumonie

Antibiotikatherapie

Antibiotikatherapie der bakteriellen Pneumonie nach Alter und wahrscheinlichem Erreger:

Alter	Erreger	Therapie		Dauer
		1. Wahl	**2. Wahl**	**(Tage)**
< 2 Wo	Enterobakterien, A-, B-Streptokokken, Staph. aureus	Ampicillin + Cefuroxim	Cefuroxim + Pseudomonas-Penicillin	14
2 Wo - 5 Mo	s.o. + Pneumokokken, Haemophilus infl.	Cefuroxim (ev.+Ampicillin)	Aminopenicillin/ β-Laktamase-hemmer	14
	Chlamydia trach.	siehe unten		
6 Mo - 5 Jahre	Pneumokokken, Haemophilus infl.	Amoxicillin/ Clavulansäure p.o./i.v., Cefpodoxim	Cefuroxim, Ceftriaxon	7-10
>5 Jahre	Mykoplasmen, Pneumokokken, A-Streptokokken	Makrolid p.o./i.v.	>8 Jahre: Doxycyclin	10
	gramnegative Erreger	Ceftriaxon	Carbapeneme	14
jedes Alter (Abszeß)	Staph. aureus, Anaerobier	Amino-penicillin/ β-Laktamase-hemmer	Clindamycin, Cefoxitin	21

Chlamydienpneumonie:

Erreger	Alter	Begleitsymptome	Anti-biotikum	Dauer Tage
Chlamydia trachomatis	2 Wochen - 6 Monate	Beginn mit Konjunktivitis purulenta in der 2. Lebenswoche*	Makrolid (Clarithromycin)	14
Chlamydia pneumoniae	ab Schulalter	–		

* Auch bei Konjunktivitis systemische Therapie erforderlich, topische Therapie eliminiert Erreger nicht.

Der Antigennachweis erfolgt mittels Immunfluoreszenz oder ELISA aus Konjunktivalabstrich und Nasenrachensekret.

Mykoplasmenpneumonien:
sind die häufigsten bakteriellen Pneumonien nach dem 5. Lebensjahr.
Da Mykoplasmen keine Zellwand besitzen, sind sämtliche β-Laktam-
antibiotika unwirksam (atypische Pneumonie). Die Behandlung erfolgt
mit Makolidantibiotika, z.B. Clarithromycin oder (bei Kindern nach
dem 8. Lebensjahr) auch mit Doxycyclin durch 7-10 Tage. Die Behandlung mildert den Krankheitsverlauf, die Mykoplasmen werden
jedoch nicht verläßlich abgetötet.

Nosokomiale Pneumonie beim intubierten Patienten

Risikofaktoren sind Beatmung länger als 72 Stunden, Tracheostomie, Kolonisation des Oropharyngealtraktes mit gramnegativen Bakterien, Schocklunge, neurologisches Intensivmanagement, Vorschädigung der Lunge, Streßulcusprophylaxe mit H_2-Blockern (Magensaft-pH >4 ermöglicht Bakterienwachstum).

Keimnachweis

Trachealsekret, bronchoalveoläre Lavage, Blutkultur; beim kritisch kranken Kind, welches eine BAL nicht toleriert, eventuell Lungenbiopsie (tracheale Überwachungskulturen hilfreich bei Antibiotikawahl).

Erreger

Hospitalkeime (Pseudomonas, Enterobacter, Klebsiella, Staphylococcus aureus) je nach lokaler Keimsituation in unterschiedlicher Häufigkeit.

Antibiotikatherapie

Gezielt bei bekannter lokaler Resistenzsituation mit dem für den Erreger geeignetsten Antibiotikum (siehe Kapitel Bakteriologie) oder Imipenem (bei Pseudomonasverdacht + Aminoglykosid, bei Nichtansprechen, z.B. MRSA: + Vancomycin).

Pneumonien beim immunsupprimierten Patienten

Bakterielle Pneumonien sind bei Immundefizienzen wie angeborene Agammaglobulinämie (Mb. Bruton), angeborene (z.B. Mb. Kostmann) und sekundär erworbene Neutropenien (zytostatische Behandlung) oder Steroidlangzeitbehandlung häufig.

Pilzpneumonien entstehen nach Kolonisierung (Aspergillus) oder nach Selektion im Rahmen einer Antibiotikatherapie (Candida).

Keimnachweis

Regelmäßige „Überwachungskulturen"; bei Infektionszeichen Blutkultur oder gezielt mit bronchoalveolärer Lavage.

Erreger

Pathogene und fakultativ pathogene Keime der körpereigenen oder Umgebungsflora.

Antibiotikatherapie

Initial breite Therapie mit Imipenem oder Kombinationstherapie bzw. je nach mikrobiologischem Befund, z.B.

<u>Legionellen:</u> Erythromycin oder Clarithromycin (bei schwerem Verlauf Kombination mit Rifampicin), alternativ Cotrimoxazol.

<u>Pneumocystis carinii:</u> Cotrimoxazol 20 mg/kg TMP-Anteil/d in 4 ED, alternativ Pentamidin 4 mg/kg 1x tgl. über 1-2 Stunden i.v.

Pneumonie bei Schluckstörungen

Bei Kindern mit Gaumenspalte, tracheoösophagealer Fistel, geistiger Behinderung oder Bewußtseinstrübung kann Aspiration von Nahrung bzw. Erbrochenem zur chemischen Pneumonie führen; diese kann durch Mundflora sekundär infiziert werden.

Keimnachweis

Pleuraergußpunktat, Blutkultur, beim Intubierten zusätzlich Trachealsekret.

Erreger

Die Mundflora besteht primär aus Anaerobiern (Prevotella, Porphyromonas, Bacteroides, Fusobakterien, anaeroben Streptokokken), welche häufig zu Ergußpneumonien mit Abszedierung führen (Mischinfektionen). Chronisch kranke, hospitalisierte Kinder können mit aerober gramnegativer Flora kolonisiert sein (Pseudomonas, E. coli, Klebsiellen).

Antibiotikatherapie

Aminopenicillin/β-Laktamasehemmer, alternativ Cefoxitin, bei Mischflora mit Pseudomonas Carbapeneme.

Pneumonie bei angeborenen Lungenerkrankungen

Häufigster genetischer Defekt mit Lungenbeteiligung ist die Mukoviszidose (selten Defekte der mukoziliären Clearance/Kartagener-Syndrom, angeborene Bronchiektasen).

Keimnachweis

Kultur aus Sputum (Gewinnung mit Hilfe von Klopfdrainage)

Erreger

Staphylococcus aureus, nicht typisierbarer Haemophilus influenzae, Pseudomonas aeruginosa, Burkholderia cepacia, Stenotrophomonas (Xanthomonas) maltophilia.

Antibiotikatherapie bei Mukoviszidose

Bereits nach erstmaliger Kolonisation mit o.g. Keimen gezielt nach Antibiogramm in Zyklen über ca. 2 Wochen alle 3 Monate. Pseudomonaden produzieren einen schützenden Biofilm, wodurch sie später nicht mehr eliminiert werden können. Fluoquinolone sind die einzigen oralen Antibiotika mit systemischer Pseudomonaswirksamkeit, sind jedoch erst nach dem 19. Lebensjahr (Österreich) zugelassen. Indikationen bei der Mukoviszidose sind Versagen konventioneller Pseudomonasantibiotika oder Antibiotikaallergie. Als inhalative Lokaltherapie kommen Colistin 10 Mio IE 2x bzw. Aminoglykoside 20-80 mg 1-2 x täglich in Frage.

Bakterielle Hautinfektionen (Pyodermien)

Bakterielle Infektionen, vor allem Impetigo sind in den Sommermonaten am häufigsten. Bei Infektion mit nephritogenen Streptokokkenstämmen kann es zur Post-Streptokokkenglomerulonephritis kommen. Eine sofortige antibiotische Therapie verhindert ihr Auftreten nicht. Ein rheumatisches Fieber nach Impetigo ist nicht beschrieben.

Keimnachweis

Abstrich von purulenter Läsion

Erreger und Antibiotikatherapie

Erkrankung	Erreger	Therapie	Dauer (Tage)
Impetigo contagiosa*	S. pyogenes, (Staph. aureus)	Penicillin V, Makrolide	10
Impetigo bullosa	Staph. aureus	Cephalosporin 1. Gen., Flucloxacillin	7
Follikulitis*	Staph. aureus	Cephalosporin 1. Gen., Flucloxacillin	7
Furunkel	Staph. aureus	Cephalosporin 1. Gen., Flucloxacillin	7
Ekthyma	S. pyogenes	Penicillin V, Makrolide	10
Erysipel	S. pyogenes	Penicillin G	10
Phlegmone (Cellulitis)	S. pyogenes, Haemophilus influenzae B, (Staph. aureus)	Cephalosporin 2. Gen., Aminopenicillin/ β-Laktamasehemmer	10
nekrotisierende Fasciitis/Pyomyositis	S. pyogenes, Staph. aureus	Clindamycin	nach Verlauf
Erythrasma	Corynebacterium minutissimum	Makrolide	10

* Bei geringer Ausdehnung auch nur lokale Therapie möglich.

Lyme-Borreliose

Keimnachweis

Nur selten möglich, evtl. mittels Kultur, Polymerase-Kettenreaktion oder histologisch aus Gelenkspunktat, Hautläsion (Rand), Liquor, Serum und Harn. Eine serologische Diagnostik ist aufgrund zu später Serokonversion für das Erythema chronicum migrans (ECM) nicht verwertbar, bei späteren Stadien mit ELISA bzw. Immunoblot möglich. Die Neuroborreliose wird durch den Nachweis intrathekal produzierter Borrelien-Antikörper diagnostiziert (Liquor/Serum-Quotient >1,9).

Erreger

Borrelia burgdorferi

Antibiotikatherapie

Großzügige Indikationsstellung schon beim ECM

Erythema chronicum migrans:
Penicillin V 150.000 IE/kg/d in 3 ED oder Makrolide,
>8 Jahre Doxycyclin (soll Folgekrankheiten besser verhindern)
Therapiedauer: mindestens 14 Tage (ev. Wiederholung)

Lymphozytom:
Therapie wie bei ECM, aber durch 3-4 Wochen

Neuroborreliose:
Ceftriaxon 100 mg/kg/d in 1 ED i.v.
Na-Penicillin G 400.000 IE/kg/d in 4 ED i.v.
Therapiedauer: 14 Tage

Arthritis:
Therapie wie bei Neuroborreliose

Acrodermatitis chronica atrophicans:
im Kindesalter nur 4 Fälle beschrieben, Therapie wie bei Neuroborreliose

Katzenkratzkrankheit

Die zumeist selbstlimitierende Erkrankung manifestiert sich in der Regel lediglich mit Fieber und monatelanger regionärer (axillärer) Lymphknotenschwellung nach Kratz- oder Bißverletzung durch junge Katzen, die als Erregerreservoir dienen und durch Flöhe infiziert werden (wahrscheinlich häufigste Ursache von benignen chronischen Lymphadenopathien). Selten sind – bei Patienten mit und ohne Immunsuppression – Verläufe mit Bakteriämie und Endocarditis, welche aufgrund Fehlens sicher wirksamer bakterizider Antibiotika mit therapeutischen Problemen verbunden sind. Durch denselben mit den Rickettsien verwandten Erreger werden die kutane bazilläre Angiomatose im Rahmen von AIDS sowie die Peliosis hepatis verursacht.

Keimnachweis

Silberfärbung am histologischen Schnitt eines Lymphknotenbiopsates (Kultur sehr schwierig). Bestätigung durch serologische Untersuchung (Immunfluoreszenz).

Erreger

Bartonella (Rochalimea) henselae

Antibiotikatherapie

Nur bei ausgeprägter Lymphknotenschwellung bzw. Allgemeinsymptomen erforderlich. Klinische Wirksamkeit bisher von Cotrimoxazol, Rifampicin, Ciprofloxacin und Gentamicin bekannt; andere gebräuchliche Antibiotika wie Penicilline, Cephalosporine, Tetrazykline und Makrolide zeigen nur geringen oder keinen Effekt.

Bei bazillärer Angiomatose Erythromycin (alternativ Doxycyclin bei Kindern >8 Jahre) wirksam. Ceftriaxon, Gentamicin und Ciprofloxacin sind in vitro effektiv, Wirksamkeit in vivo bisher nicht belegt.

Augeninfektionen

Augeninfektionen sind in der Kindheit häufig und in der Mehrzahl der Fälle gutartig und selbstlimitierend. Im Säuglingsalter ist meist eine Obstruktion des Tränennasenganges Ursache einer Infektion.

Keimnachweis

Falls ein Erregernachweis notwendig ist, kann ein Konjunktivalabstrich (zum Chlamydiennachweis zellreicher Kratzabstrich) durchgeführt werden. Eine Kontamination durch Lidränder und Wimpern ist zu vermeiden. Notwendig ist ein sofortiges Beimpfen der Nähr- oder Transportmedien.

Erreger

Blepharitis: Staphylococcus aureus, sehr selten A-Streptokokken, gramnegative Stäbchen oder Pilze (nur bei immunsupprimierten Kindern)

Hordeolum: Staphylococcus aureus

Dacrozystitis: Staphylococcus aureus, viel seltener Pneumokokken, Haemophilus influenzae und ev. E. coli

Konjunktivitis: am häufigsten Staphylococcus aureus, seltener Haemophilus influenzae, Pneumokokken, Moraxella lacunata

Akute follikuläre Konjunktivitis: Adenoviren, Chlamydia trachomatis (nur bei Neugeborenen und sexuell aktiven Jugendlichen)

Orbitalphlegmone: sekundäre Infektion nach Trauma: Staphylococcus aureus in Mischinfektionen;

periorbitale Phlegmone ausgehend von einer Augenlidentzündung: Staphylococcus aureus; A-Streptokokken und Anaerobier als sekundäre Erreger;

Komplikation nach Sinusitis oder Zahninfektion: Pneumokokken, Haemophilus influenzae, A-Streptokokken, Moraxella catarrhalis und Anaerobier

Ophthalmia neonatorum: Neisseria gonorrhoeae (klassischer Erreger, unter Credé-Prophylaxe praktisch bedeutungslos), Chlamydia trachomatis (in westlichen Ländern wesentlich häufiger), Haemophilus influenzae, Staphylococcus aureus, seltener Pneumokokken und Enterokokken. Die Credé-Prophylaxe wirkt nicht gegen Chlamydia trachomatis.

Antibiotikatherapie

Blepharitis: neben lokalen Reinigungsmaßnahmen kann eine Aminoglykosid-hältige Antibiotikasalbe aufgetragen werden. Die wichtigste Maßnahme ist sorgfältige Lidhygiene

Hordeolum: eine lokale Antibiotikatherapie (Aminoglykosid) führt in den meisten Fällen zum Erfolg

Dacrozystitis: regelmäßige Massage des Tränensackes zur Abflußförderung, abschwellende Tropfen und lokale Antibiotikatherapie (Aminoglykosid oder Norfloxacin), in schwereren Fällen auch mit unterstützenden oralen Antibiotika

Konjunktivitis: Norfloxacin-Augentropfen

Orbitalphlegmone: bei Diagnose einer Orbitalphlegmone ist in den meisten Fällen eine sofortige Spitalseinweisung erforderlich, behandelt wird mit systemischen Antibiotika mit Staphylokokkenwirkung

Ophthalmia neonatorum:

<u>Chlamydia trachomatis:</u> systemische und lokale Antibiotikatherapie mit Makroliden, eine zusätzliche Behandlung der Eltern ist zu empfehlen

<u>Neisseria gonorrhoeae:</u> systemische Therapie mit Cefotaxim, lokale Therapie eventuell mit Aminoglykosid-hältigen Tropfen oder Desinfizientien, eine zusätzliche Behandlung der Eltern ist zu empfehlen

<u>andere Erreger:</u> lokale Therapie

Harnwegsinfektionen

Der Begriff Harnwegsinfektion beinhaltet sowohl eine Infektion der Nieren und ableitenden Harnwege (Pyelonephritis) als auch eine isolierte Infektion der unteren Harnwege (Zystitis). Der klinische Verlauf ist je nach Alter unterschiedlich: Beim Säugling unter 6 Monaten manifestiert sich eine Harnwegsinfektion oft als Urosepsis, beim älteren Säugling und Kleinkind häufig als Pyelonephritis, während die Infektion bei älteren Kindern ohne Harnwegsanomalien meist auf die Harnblase und Urethra beschränkt bleibt. In einem Drittel der Harnwegsinfektionen im Säuglingsalter ist eine Harnwegsanomalie (zumeist VUR) nachweisbar.

Keimnachweis

Kultur aus frisch gewonnenem Mittelstrahlharn nach Reinigung des Genitale (beim Knaben mit zurückgeschobenem Praeputium, beim Mädchen mit gespreizten Labien) mit einer Keimzahl $>10^4$ oder im Katheterharn $>10^3$ /ml. Bei (sonographisch kontrollierter) Blasenpunktion ist hingegen jeder Bakteriennachweis als Infektion zu bewerten. Als Beweis für einen Harnwegsinfekt ist ein pathologischer Befund im Katheterharn, bei Knaben auch im Mittelstrahlharn ausreichend. Signifikanter Nachweis desselben Keimes 2x im Abstand von 3-7 Tagen ohne zusätzlichen Harnbefund wie Leukozyturie etc. wird als asymptomatische Bakteriurie bezeichnet. Diese ist nur bis zum Schulalter therapiebedürftig.

Häufigste Erreger und Therapie der Zystitis:

Häufigste Bakterien	Antibiotika I. Wahl	II. Wahl	Dauer
E. coli (75-90%)[1], Proteus[2], Klebsiella, Staph. saprophyticus[3] selten: Enterokokken, Pseudomonas	Trimethoprim[4], Amoxicillin/Clavulansäure, Cefaclor	Cefixim, Cefpodoxim-Proxetil, Cefuroxim-Axetil	7-10 Tage[5]

[1] Lokal sind bis zu 25% der E. coli Stämme gegen Ampicillin, bis zu 15% gegen Cotrimoxazol resistent

[2] Bei Knaben gleich häufig wie E. coli bei Mädchen (bei Proteus alkal. Urin)

[3] Bei Mädchen in der Pubertät

[4] Nicht vor dem 4. Lebensmonat. Kombination mit Sulfonamid (Cotrimoxazol) erweitert das Spektrum lediglich um 1%!

[5] Bei älteren Mädchen: 5 Tage; bei nicht Restharn-freier Blasenentleerung nach Therapie: Antibiotikaprophylaxe über 2-3 Wochen

Nosokomiale bzw. rezidivierende Harnwegsinfektionen

Bei Dauerkatheter, Operationen am Harntrakt, Fehlbildungen, neurogener Blase und Beckenbodendyssynergien kann es unter Antibiotikaprophylaxe zur Reinfektion (siehe Seite 136) mit meist multiresistenten Keimen kommen. Die antibiotische Therapie richtet sich nach dem jeweiligen bakteriologischen Harnbefund.

Antibiotikatherapie der Pyelonephritis

Intravenöse Therapie mit Aminopenicillin/β-Laktamasehemmer (150 mg/kg/d/3 ED) oder Mezlocillin (200-300 mg/kg/d/3 ED) oder Cefotaxim (100 mg/kg/d/3 ED) für 10 Tage. Gegebenenfalls Therapieumstellung nach bakteriologischem Befund.

Kontrolle der Antibiotikawirksamkeit:
Je 3 Tage nach Beginn und nach Beendigung der antibiotischen Therapie einer Harnwegsinfektion muß der Harn bakteriologisch kontrolliert werden. Nach wiederholten Harnwegsinfektionen trotz normaler anatomischer Verhältnisse müssen in 3-monatigen Abständen auch beim asymptomatischen Kind durch 2 Jahre Harnkulturen durchgeführt werden.

Antibiotikaprophylaxe: (siehe Seite 136)

Gastrointestinale Infektionen

Bakterielle Gastroenteritis

Bakterien sind nach Viren die zweithäufigste Ursache von Durchfallserkrankungen. Enterotoxische Gastroenteritiden werden durch bakterielle Exotoxine ausgelöst, während bei enteroinvasiven Gastroenteritiden die Erreger selbst in die Darmwand eindringen. Da Antibiotika die
Dauer der Bakterienausscheidung verlängern können, sind sie nur bei
bestimmten Krankheitsverläufen indiziert (siehe Tabelle nächste
Seite). Die Therapiedauer richtet sich nach dem klinischen Verlauf.

Antibiotikainduzierte Enterocolitis

Sehr seltene Komplikation, insbesondere nach Therapie mit Clindamycin, Cephalosporinen, Aminopenicillinen, Tetrazyklinen und
Cotrimoxazol durch Selektion von Clostridium difficile.

Keimnachweis

Anaerobe Stuhlkultur. Beweisend für die Erkrankung ist jedoch nur
der Toxinnachweis (Latextest).

Antibiotikatherapie

(nach Absetzen des induzierenden Antibiotikums bei schwerer Symptomatik)

Bakterium	Antibiotikum	Tagesdosis
Clostridium difficile	Vancomycin p.o. oder	20-40 mg/kg/ 4 ED (7-10 Tage)*
	Metronidazol p.o./i.v.	30 mg/kg/ 4 ED (7-10 Tage)*

* Bei Rezidiv erneuter Therapiebeginn

Antibiotikatherapie der bakteriellen Gastroenteritis:

Erreger	Antibiotikum	Tagesdosis	Indikation
Enteropathogene E. coli (EPEC)	Neomycin oder Colistin	100 mg/kg in 3 ED p.o. 15 mg/kg in 4 ED p.o.	Säuglingsdiarrhoe
Enterotoxin bilden-de E. coli (ETEC)*	Cotrimoxazol oder (>8 J.) Doxycyclin	4 mg/kg 2 ED p.o. 2 mg/kg 1 ED p.o.	Fieber, blutige Stühle
Enteroinvasive E. coli (EIEC)	Ceftriaxon oder Amoxicillin/Cla-vulansäure oder Ampicillin + Gentamicin	100 mg/kg 1 ED i.v. Amoxi-/ Ampicillin: 100 mg/kg 3 ED p.o./i.v. 5 mg/kg 1 ED i.v.	Sepsis
Enterohämorrha-gische E. coli** 0157/H7 (EHEC)	Cotrimoxazol, Amoxicillin/Cla-vulansäure	s.o. s.o.	schwere Erkrankung
Gastroenteritische Salmonellen akute Gastro-enteritis Sepsis	keine Therapie Amoxicillin Ampicillin Ceftriaxon	 50 mg/kg 3 ED p.o. 200 mg/kg 3 ED i.v. 100 mg/kg 1 ED i.v.	Carrier, unkompli-zierter Verlauf Säuglinge <3 Mo., immunsupp. Pat., chronisch entzündli-che Darmerkrankung
Shigellen	Ampicillin Cotrimoxazol	100 mg/kg in 3 ED p.o. 8 mg/kg in 2 ED p.o.	bei Bakterien-nachweis
Vibrio cholerae	Cotrimoxazol, (>8 J.) Doxycyclin	8 mg/kg in 2 ED p.o. 1 x 6mg/kg, anschl. 3 mg/kg 1 ED p.o.	s.o.
Yersinien	Cotrimoxazol	8 mg/kg p.o.	nur bei Begleit-erkrankung
Campylobacter jejuni	Erythromycin	40 mg/kg p.o.	siehe Salmonellosen

* In 50% bei Reisediarrhoe
** Kann auch mit hämolytisch-urämischen Syndrom assoziiert sein

Knochen-, Gelenkinfektionen

Gelenk- und Knocheninfektionen entstehen meist hämatogen oder durch penetrierende Verletzungen. Bis zum 2. Lebensjahr können die Erreger über den Markraum zur Epiphyse und zum Gelenksraum vordringen; später wird durch die Epiphysenplatte dieser Ausbreitungsweg versperrt, Eiter sammelt sich im Subperiostalraum. Bei Risikopatienten (Neugeborene, Immunsupprimierte) kann es im Rahmen von invasiven Maßnahmen (Venen-, Blasenkatheterismus, Intubation) zu Bakteriämie und damit selten auch zu nosokomialer Osteomyelitis mit entsprechendem Keimspektrum kommen.

Akute hämatogene Osteomyelitis

Keimnachweis

Blutkultur, intraoperativer Abstrich.

Häufigste Erreger und Antibiotikatherapie

Die Therapie kann gemäß der folgenden Tabelle begonnen werden, sollte jedoch nach Erregernachweis gezielt erfolgen.

Alter	Keimspektrum	Antibiotikum mit Tagesdosis i.v.	Dauer*
Neugeborene und Säuglinge bis 3 Mo.	B-Streptokken, Staph. aureus, E. coli	Cefuroxim 75 mg/kg/3 ED oder Flucloxacillin 150 mg/kg/3 ED + Cefotaxim 150 mg/kg/3 ED	4-6 Wo.
Säuglinge und Kleinkinder (3-24 Mo.)	Staph. aureus, Streptokokken, Haemoph. infl. B, E. coli, Salmonellen	Cefuroxim 150 mg/kg oder Aminopenicillin/β-Laktamasehemmer 150 mg/kg/3 ED	s.o.
Kinder (>2 J.)	Staph. aureus Streptokokken	Penicillin G 250.000 IE/kg/4 ED+ Flucloxacillin (s.o.)	s.o.

* Die parenterale Therapie kann bei empfindlichem Erreger nach etwa 3 Wochen durch eine orale Therapie mit Flucloxacillin 75-100 mg/kg/d/3 ED oder Clindamycin 30-60 mg/kg/d/3 ED bis zur vollständigen Normalisierung der Entzündungsparameter fortgeführt werden.

Bakterielle Arthritis

Entstehung hämatogen durch Infektion der Synovialis.

Keimnachweis

Gelenkspunktion und Blutkultur.

Erreger und Therapie

Alter	Erreger	Antibiotikum mit Tagesdosis	Dauer
Neugeborene	Staph. aureus, B-Streptok., E. coli	Cefuroxim 75 mg/kg/3 ED oder Flucloxacillin 150 mg/kg/3 ED + Cefotaxim 150 mg/kg/3 ED bzw. nach Antibiogramm	3-4 Wo*
> 2 Mo.-5 J.	Haemophilus infl. B, Staph. aureus	Aminopenicillin/β-Laktamase-hemmer 150 mg/kg/3 ED	2-3 Wo*
> 5 J.	Staph. aureus, Streptokokken	Cefuroxim s.o. oder Flucloxacillin s.o.	2-3 Wo*
Jedes Alter	Borrelia burgdorferi	siehe Lyme-Borreliose	

* Gilt nur bei raschem Ansprechen

Bakterielle Meningitis

Die bakterielle Meningitis im Kindesalter ist ein charakteristisches Krankheitsbild mit typischer Symptomatik, welche jedoch mit Ausnahme der Meningokokkenmeningitis, wenn sie sich mit dem typischen Hautausschlag präsentiert, eine Erregervoraussage nicht möglich macht. Die Meningitis entsteht meist hämatogen, assoziiert mit einer Sepsis.

Keimnachweis

Liquorkultur, Blutkultur, Schnelldiagnostik durch Gramfärbung und Bakterienantigenbestimmung (z.B. Latex-Agglutination) im Liquor

Erreger

Das Erregerspektrum der Neugeborenenmeningitis entspricht dem der neonatalen Sepsis und umfaßt Keime der maternalen Flora wie B-Streptokokken und E. coli (75% der Fälle). Nosokomiale Neugeborenenmeningitiden werden dagegen vorwiegend durch „Problemkeime" wie Koagulase-negative und -positive Staphylokokken, Pseudomonas, Serratia und Pilze (Candida sp.) verursacht. Ab dem 2. Lebensmonat bis zum 12. Lebensjahr sind Hämophilus infl. B, Streptococcus pneumoniae und Meningokokken die Hauptkeime. Die Inzidenz von Haemophilus nimmt nach dem 5. Lebensjahr deutlich ab. Vor Einführung der Impfung war Haemophilus influenzae B der häufigste Meningitiserreger im Kleinkindesalter. Bei anatomischen Defekten werden andere Meningitiserreger isoliert (z.B. Proteus bei sakralem Dermalsinus).

Antibiotikatherapie

Meist ist die initiale antibiotische Therapie bei alterstypischem Keimspektrum schematisiert und muß so rasch wie möglich begonnen werden, um dieses foudroyante Krankeitsbild zu beherrschen.

Als typische Komplikation kann im Neugeborenenalter zusätzlich eine Ventrikulitis auftreten, wodurch trotz suffizienter antibiotischer Therapie die Liquorsterilisation verzögert wird.

Alter	Erreger	Antibiotikum	Tagesdosis i.v.	Dauer
< 2 Mo.	Enterobakterien (Salmonellen), B-Streptokokken, Listerien, selten nicht typisierbarer Haemophilus	Cefotaxim + Ampicillin ev. + Tobramycin	200 mg/kg 3 ED 300 mg/kg 3-4 ED 5 mg/kg 1 ED	2 Wochen über Liquor- sterilisa- tion
> 2 Mo. - 12 Jahre	H. influenzae B, Pneumokokken Meningokokken*	Ceftriaxon, (alternativ ev. Meropenem)	100 mg/kg 1 ED 120 mg/kg 3 ED	7 Tage

* Bei Nachweis von Meningokokken: Na-Penicillin G 250.000 IE/kg 4 ED über 5-7 Tage

Sonderformen bakterieller Meningitis:

Ursache	Erreger	Antibiotikum	Tagesdosis i.v.	Dauer
Anatom. Defekte (Neuro- dermal- sinus)	Enterobakterien, Pseudomonas (Staphylokokken siehe Liquorfistel)	Ceftazidim (Meropenem ev. + Tobramy- cin)	200 mg/kg 3 ED 120 mg/kg 3 ED 5 mg/kg 1 ED	2 Wochen über Liquorste- rilisation
T-Zell- Defekt	Listerien (jenseits der Neugeborenen- periode selten)	Ampicillin + Gentamicin	300 mg/kg 3 ED 5 mg/kg 1 ED	7 Tage
Cere- brale Shunt- infektio- nen	Staph. epidermidis, selten Corynebakt., Streptokokken, (Enterobakterien)	Vancomycin + Rifampicin Alternative: Fosfomycin + Rifampicin	60 mg/kg 3 ED 20 mg/kg 1 ED 240 mg/kg 3 ED s.o.	oft Entfer- nung des Shunts nötig, 10-14 Tage Therapie
Liquorfi- stel nach Schädel- trauma	Nasenflora	Ceftriaxon + Flucloxacillin (bei MRSA Vancomycin)	100 mg/kg 1 ED 200mg/kg 4 ED s.o.	nach Verlauf

Intrakranielle Abszesse

Hirnabszesse können durch Embolie bei angeborenen Herzfehlern mit Rechts-Linksshunt, bei penetrierenden Schädelverletzungen, als Komplikation bei Meningitis, Otitis media, Mastoiditis oder Sinusitis entstehen. Epidurale und subdurale Empyeme entstehen durch Fortleitung benachbarter bakterieller Entzündungsprozesse, z.B. einer Sinusitis frontalis, entweder „per continuitatem" über eine Osteomyelitis oder „hämatogen" über Brückenvenen.

Keimnachweis

Abszeßpunktion bzw. Kultur nach Trepanation, Gramfärbung.

Erreger

Das Erregerspektrum variiert je nach primärem Infektionsherd bzw. Eintrittspforte (siehe Tabelle) und entspricht beim Neugeborenen etwa dem der neonatalen Sepsis.

Antibiotikatherapie

Lokali-sation	Erreger	Antibiotikum	Tagesdosis i.v.	Dauer
Hirn-abszeß	Staph. aureus, mikroaerophile und anaerobe Streptokokken, Bacteroides, Enterobakterien	Penicillin G bzw. Flucloxacillin (Vancomycin) + Metronidazol + Ceph. 3. Gen. (alternativ Meropenem*)	250.000 IE/kg 4 ED 200mg/kg 4 ED (60 mg/kg 3 ED) 30 mg/kg 4 ED 120 mg/kg 3 ED	2-6 Wo. ± Chirurgie
Sub-/ Epidural-abszeß	Staph. aureus, Streptokokken, Haemophilus	Ampicillin + Flucloxacillin	300mg/kg 4 ED 200mg/kg 4 ED	2-3 Wo. + Chirurgie

* Noch keine klinischen Erfahrungen

Sepsis

Neonatale Sepsis

Perinatale bakterielle Infektionen können im Mutterleib, während der Geburt oder postpartal erworben werden. Bei der neonatalen Sepsis unterscheidet man zwei Verlaufsformen: eine früheinsetzende (innerhalb der ersten Tage), meist mit Pneumonie einhergehende und eine späteinsetzende (nach dem 5. Lebenstag), oft mit Meningitis oder Osteomyelitis kombinierte Sepsis. Risikofaktoren der früheinsetzenden („early onset") Sepsis sind vorzeitiger Blasensprung, Amnioninfektionssyndrom (insbesondere Fieber der Mutter) und Frühgeburtlichkeit. Der Infektionsweg unter der Geburt ist Aspiration von kolonisiertem Vaginalsekret oder infizierter Amnionflüssigkeit. Die Erreger entstammen der mütterlichen Flora (siehe Tabelle).

Risikofaktoren für eine späteinsetzende („late onset") Sepsis sind iatrogene Maßnahmen wie zentraler Venenkatheter (Staphylococcus epidermidis), endotracheale Intubation mit maschineller Beatmung, Harnkatheter bzw. chirurgische Wundinfektionen oder infizierter Nabelschnurrest. Die Erreger stammen zumeist aus der nosokomialen Umgebungsflora, seltener sind sie mütterlichen Ursprungs.

Keimnachweis

Blut-, Liquor- und Harnkulturen; bei negativen Befunden können Kulturen von Magensaft, äußerem Gehörgang, Axilla, Bronchialsekret, aber auch von Kanülen, Kathetern oder Tuben hilfreich sein. Eventuell direkter Erregernachweis mittels Gramfärbung oder Latextest (B-Streptokokken) aus Harn, Liquor, Serum oder Magensaft.

Früh einsetzende („early onset") Sepsis

Erreger	Antibiotika	Dauer
B-Streptok., E. coli, Klebsiellen, Listeria monozytogenes, Enterokokken u.a.	Cefuroxim + Ampicillin[1] bei schwerem Verlauf Imipenem	10 Tage[2], bei Meningitis 14-21 Tage
Campylobacter fetus (sehr selten)	Imipenem oder Gentamicin, bei Meningitis: Chloramphenicol, (Meropenem)	4 Wochen

[1] Bei (seltenem) Pseudomonasnachweis Azlocillin oder Ceftazidim
[2] Bei unkomplizierter Bakteriämie ohne Infektionsherd bzw. Meningitis sind 5-7 Tage über das klinische Ansprechen hinaus ausreichend

Späteinsetzende („late onset") Sepsis

Erreger	Antibiotika	Dauer
E. coli, Staph. aureus, Staph. epidermidis, Klebsiella, Enterobacter, Pseudomonas aeruginosa, Proteus species, bzw. mütterliche Flora (s.o.)	Cefuroxim + Azlocillin, Ceftazidim + Aminoglykosid (bzw. Vancomycin), oder Imipenem (je nach Empfindlichkeit der Stationskeime)	10-14 Tage, bei Meningitis 21 Tage

Dosierung der wichtigsten Antibiotika in der Neonatalperiode

Antibiotikum	Maximale Tagesdosis in mg/kg und Dosierungsintervalle				
	FG <1200g 1-4 Wo.	1200-2000g 1 Wo.	1200-2000g 2 Wo.	> 2000 g 1 Wo.	> 2000 g 2 Wo.
Na-Penicillin G	100.000 IE/2 ED	100.000 IE/ 2 ED	150.000 IE/ 3 ED	150.000 IE/3 ED	200.000 IE/ 4 ED
Ampicillin	100/2 ED	100/2 ED	150/3 ED	150/3 ED	200/4 ED
Aztreonam	60/2 ED	60/2 ED	90/3 ED	90/3 ED	120/4 ED
Mezlocillin	150/2 ED	150/2 ED	225/3 ED	150/2 ED	225/3 ED
Oxacillin	50/2 ED	50/2 ED	75/3 ED	75/3 ED	100/3 ED
Azlozillin	100/2 ED	100/2 ED	150/2 ED	100/2 ED	150/3 ED
Gentamicin	5/1x	5/1x	7,5/1x	5/1x	7,5/1x
Netilmicin	5/1x	5/1x	7,5/1x	5/1x	7,5/1x
Tobramycin	5/1x	5/1x	7,5/1x	5/1x	7,5/1x
Cefotaxim	100/2 ED	100/2 ED	150/3 ED	100/2 ED	150/3 ED
Ceftazidim	100/2 ED	100/2 ED	150/3 ED	100/2 ED	150/3 ED
Cefuroxim	50/2 ED	50/2 ED	75/2 ED	50/2 ED	75/2 ED
Imipenem	25/2 ED	25/2 ED	50/3 ED	25/2 ED	50/3 ED
Vancomycin	15/1 ED	20/2 ED	30/3 ED	20/2 ED	30/3 ED
Erythromycin	20/2 ED	20/2 ED	30/3 ED	20/2 ED	45/3 ED
Chloramphenicol	25/1 ED	25/1 ED	25/1 ED	25/1 ED	25/1 ED

Fieber (Sepsis) bei Neutropenie

Ca. 60 % der febrilen Episoden bei neutropenischen - vor allem hämato-onkologischen - Patienten sind durch Infektionen bedingt, welche durch die beeinträchtigte Immunantwort zur Generalisierung neigen. Häufig liegt daher bei Temperaturen >38,4°C und Neutropenie (neutrophile Granulozyten <500/µl) eine Sepsis vor. Die häufigsten bakteriellen Erreger entstammen der körpereigenen und nosokomialen Flora und umfassen Enterobakterien, Pseudomonaden, Staphylococcus epidermidis und aureus sowie α-hämolysierende Streptokokken.

Erregernachweis

Regelmäßige Überwachungskulturen bei Risikopatienten (2-3x wöchentlich Abstriche von Gehörgängen, Nase, Rachen, Anus und Vulva sowie Stuhl- und Harnkulturen) können bei negativer Blutkultur für die Antibiotikawahl hilfreich sein. Bei Temperatur >38,4°C: Blutkultur

Antibiotikatherapie

Beginn unmittelbar nach diagnostischen Blutabnahmen mit Imipenem-Monotherapie. Bei Kontraindikationen (z.B. Imipenemallergie) können alternativ Ceftazidim oder Piperacillin/Tazobactam verwendet werden. Manche Autoren empfehlen für die Initialtherapie auch ein Pseudomonas-aktives β-Laktam-Antibiotikum (Azlocillin, Piperacillin + Tazobactam oder Ceftazidim) in Kombination mit einem Aminoglykosid.

Kommt es innerhalb von 2-3 Tagen bei ausreichender Antibiotikadosierung nicht zur Entfieberung, ist eine Reevaluierung des Patienten in bezug auf klinische Symptome, Entzündungsparameter und bakteriologische Befunde notwendig. Bei Nachweis bzw. Verdacht auf resistente grampositive Keime wird mit Vancomycin kombiniert. Besteht Verdacht auf gramnegative Erreger, besonders Pseudomonas (Infektion im Anogenitalbereich, Kreislaufinstabilität), wird zusätzlich zur Monotherapie ein Aminoglykosid verabreicht. Bei Nachweis eines resistenten gramnegativen Keimes wird auf das entsprechend wirksame Antibiotikum umgestellt.

Bei ausbleibender Entfieberung nach 5-7 Tagen dauernder antibiotischer Therapie (bei entsprechenden Symptomen bzw. Befunden früher) muß eine Pilzinfektion angenommen und mit (liposomalem) Amphotericin B behandelt werden.

Die **Therapiedauer** sollte auch bei frühzeitiger Entfieberung eine Woche nicht unterschreiten. Der wichtigste Parameter für das Absetzen der antibiotischen Therapie ist der Anstieg der Neutrophilen über 500/µl, welcher durch G (M)-CSF-Gabe signifikant beschleunigt werden kann. Wird beim afebrilen Patienten mit persistierender Neutropenie die antibiotische Therapie trotzdem abgesetzt, muß dieser genau überwacht und beim geringsten Anzeichen einer bakteriellen Infektion erneut - wie oben beschrieben - antibiotisch behandelt werden.

Sepsis beim nicht immunsupprimierten Kind

Bakteriämien mit oder ohne erfaßbare Eintrittspforte sind beim immunkompetenten Kind nach der Neugeborenenperiode selten; sie werden vorwiegend durch Pneumokokken, Haemophilus infl. B, Salmonellen (Säuglingsalter/Durchfallsanamnese) und Meningokokken verursacht. Bei hospitalisierten Kindern mit zugrundeliegenden Erkrankungen finden sich darüberhinaus Enterobakterien, Staphylococcus epidermidis oder Sproßpilze als Sepsiserrreger. Die Komplikation eines septischen Schocks tritt – vermittelt durch Endotoxin aus der Bakterienzellwand – am häufigsten bei gramnegativer Sepsis auf, aber auch Exotoxine grampositiver Bakterien bzw. Pilztoxine können zu überschießender Freisetzung von Zytokinen (v.a. TNF, Interleukine) mit Blutdruckabfall und Multiorganversagen führen. Als häufiger Wegbereiter der Sepsis wird eine Schädigung der Schleimhautbarriere durch virale Infekte mit Eindringen von Keimen in die Blutbahn diskutiert.

Keimnachweis

Blut-, Harn- und – bei entsprechender Symptomatik – Liquorkulturen (zusätzlich Nachweis von Bakterien- oder Pilzantigenen), Abstrich von eventueller Eintrittspforte.

Antibiotikatherapie

Empirische Initialtherapie:

<u>Ambulant erworbene Sepsis:</u> Cephalosporine 2. oder 3. Generation, Aminopenicilline/β-Laktamasehemmer

<u>Nosokomiale Sepsis:</u> Azlocillin oder Ceftazidim jeweils kombiniert mit Flucloxacillin (bei MRSA/MRSE-Verdacht Vancomycin oder Teicoplanin) bzw. nach nosokomialer Flora

Gezielte Therapie (nach Antibiogramm):

Erreger	Therapie	Dauer
Haemophilus infl. B	Ceftriaxon, Cefotaxim	10 Tage
Meningokokken	Penicillin G	7 Tage
Pneumokokken	Penicillin G, Ceftriaxon	nach Verlauf
Staphylokokken	Flucloxacillin, Vancomycin	nach Verlauf
Salmonellen	Ampicillin	nach Verlauf

Bakterielle Endocarditis

Ein erhöhtes Risiko, an einer Endocarditis zu erkranken, besteht bei angeborenen oder erworbenen Herzfehlern, künstlichen Herzklappen, intravenösen Kathetern, häufigen intravenösen Punktionen (Dialyse, i.v.-Drogensucht) oder Immundefizienz.

Keimnachweis

Blutkulturen (möglichst vor Behandlungsbeginn 3x innerhalb von 24 Stunden). Die Mindestblutmenge sollte auch beim jungen Säugling 1 ml pro Kulturflasche betragen.

Erreger

Streptococcus viridans (nach Zahnsanierung bei Herzfehlern ohne Antibiotikaprophylaxe), Enterokokken (nach Eingriffen am Gastrointestinaltrakt), koagulasepositive und -negative Staphylokokken (i.v.-Katheter), Pseudomonas aeruginosa und Serratia (bei i.v.-Drogenabhängigen)

Antibiotikatherapie

Erreger	Antibiotika	Tagesdosis	Dauer
Unbekannt	Ampicillin +	300 mg/kg 3-4 ED	
	Flucloxacillin	200 mg/kg 3-4 ED	
	(Vancomycin*)	(50 mg/kg 3 ED)	
	+ Gentamicin	5 mg/kg 1 ED	
Streptokokken	Penicillin G	300.000 IE/kg 4 ED	
(Viridans-Gruppe)	(Vancomycin*)	s.o.	
	+ Gentamicin	s.o.	
Enterokokken	Ampicillin	s.o.	4-6
	(Vancomycin*)	s.o.	Wochen
	Gentamicin	s.o.	
Staph. aureus	Flucloxacillin	s.o.	
	(Vancomycin*)	s.o.	
	ev. + Rifampicin	10-20 mg/kg 1 ED	
MRSA	Vancomycin	s.o.	
	ev. + Rifampicin	s.o.	

* Bei β-Laktamallergie

Tuberkulose

Die Übertragung der Mycobakterien erfolgt hauptsächlich durch Tröpfchenkontakt und bei Kindern nur selten außerhalb von Wohngemeinschaften. Erhöhtes Infektionsrisiko besteht bei Kindern bis zum 4. Lebensjahr (besondere Neigung zur Dissemination) und Adoleszenten (mit relativer „Resistenz" zwischen 6 und 12 Jahren), weiters bei Drogenabhängigen, Alkoholikern, Schwangeren, Patienten mit eingeschränkter zellulärer Immunabwehr (Steroidtherapie, HIV-, Masern-Infektion, Lymphom, Diabetes mellitus, Unterernährung) und Menschen mit HLA-Typ Bw 15. Zu beachten ist die zunehmende Verbreitung von multiresistenten Tuberkelbakterien, die vor allem vom HIV-positiven Patientenkollektiv ausgeht.

Erregernachweis

Keimnachweis aus Magensaftaspiraten (besonders bei jüngeren Kindern unzuverlässige Sputumdiagnostik), BAL, bei radiologischem Verdacht auf Miliar-TBC mittels transbronchialer Biopsie, bei Verdacht auf Nieren-TBC aus Harn. Der ausschließlich mikroskopische Nachweis säurefester Stäbchen kann durch nicht-tuberkulöse Mykobakterien falsch positiv ausfallen. Seit kurzer Zeit steht mit der PCR eine hochempfindliche, rasche Methode zum Nachweis von mykobakterieller DNS zur Verfügung, die zusätzlich eine Aussage über die Empfindlichkeit gegenüber den wichtigsten Tuberkulostatika erlaubt.

Ein positiver Tuberkulin-Hauttest liefert Hinweise auf die immunologische Auseinandersetzung des Organismus mit Tuberkelbakterien, ist jedoch bei BCG-geimpften Kindern nur bedingt aussagekräftig.

Antibiotikatherapie

Bei Lungentuberkulose und den meisten Formen extrapulmonaler TBC ist eine Kurzzeittherapie über 6-9 Monate ausreichend, wobei derzeit eine Kombinationstherapie bestehend aus täglichen Gaben von Isoniazid und Rifampicin über den gesamten Behandlungszeitraum – ergänzt durch Pyrazinamid während der ersten 8 Wochen – empfohlen wird. Nur bei bekannter Resistenz oder Unverträglichkeit gegenüber diesen Substanzen sollten andere Tuberkulostatika (in erster Linie Ethambutol oder Streptomycin) verwendet werden. Einer mangelnden

Compliance kann durch eine überwachte 2-3x wöchentliche Therapieform begegnet werden. Aufgrund unzureichender Daten bezüglich Kurzzeittherapie sollte bei Miliar-, Knochen- und Gelenks-TBC sowie tuberkulöser Meningitis eine mindestens 12-monatige Therapie durchgeführt werden. Als Prophylaxe bei Haushaltskontakt mit TBC sowie zur Therapie von Patienten nach Konversion des Tuberkulin-Testes ohne sonstige Hinweise für das Vorliegen einer Tuberkulose ist eine INH-Monotherapie über 6 Monate ausreichend. Dosierungen sind den folgenden Tabellen zu entnehmen.

Substanzen erster Wahl	Tagesdosis mg/kg (max. mg)	2 bzw. 3x/Woche mg/kg (max. mg)	Hauptnebenwirkungen
Isoniazid (p.o., i.v.)	10-20 (300)	20-40 (900)	(milde) Hepatotoxizität, periphere Neuropathie, Überempfindlichkeit
Rifampicin (p.o., i.v.)	10-20 (600)	10-20 (600)	siehe dort
Pyrazinamid (p.o.)	15-30 (2000)	50-70 (2x wöchentl.: 4000 3x wöchentl.: 3000)	Hepato-/ Gastrointestinaltrakt-Toxizität, Hyperurikämie, Arthralgien, Exanthem
Ethambutol (p.o., i.v.)	15-25	25-30	Retrobulbärneuritis (Störung des Farbsehens, Zentralskotom, Erblindung)
Streptomycin (i.m.)	20-40 (1000)	25-30 (1500)	Oto-/Nephrotoxizität

Substanzen zweiter Wahl	Tagesdosis mg/kg	max. Tagesdosis	Hauptneben-wirkungen
Capreomycin (i.m.)	15-30	1 g	Oto-/Vestibulo-/Nephrotoxizität
Kanamycin (i.m.)	15-30	1 g	Oto-/Nephro-/selten Vestibulo-toxizität
Ethionamid (p.o.)	15-20	1 g	Gastrointestinaltrakt-/Hepa-totoxizität, Allergie
Para-Amino-salizylsäure (p.o.)	150	12 g	s.o., zusätzlich Na-Belastung
Cycloserin (p.o.)	15-20	1 g	Psychosen, Krämpfe, Exanthem

Weitere potentiell wirksame Substanzen: Amikacin, Fluoquinolone, Rifabutin, Clofazimin, Amoxicillin/Clavulansäure.

Chirurgische Therapiemaßnahmen können vor allem bei extrapulmonaler Tuberkulose (Pericarditis constrictiva, Rückenmarkskompression durch tuberkulöse Spondylitis, diagnostische Biopsien) erforderlich werden.

Weitere wichtige Infektionskrankheiten

Diagnose	Keimnachweis	Antibiotikum (Tagesdosis) 1. Wahl	2. Wahl	Dauer
Scharlach	Rachenabstrich	Penicillin V 100.000 IE/kg	Amoxicillin 50mg/kg, Cefaclor 40mg/kg oder Clarithromycin 15mg/kg	10 Tage
Pertussis	Nasen-Rachen-Abstrich (IgA-, IgM-AK)	Erythromycin 50 mg/kg, moderne Makrolide	Amoxicillin 50mg/kg, Cotrimoxazol 8 mg/kg	14 Tage
Diphtherie*	Membranabstrich, Toxinnachweis	Penicillin G 100.000 IE/kg	Erythromycin 50mg/kg, moderne Makrolide	10 Tage

* Zusätzlich Antitoxinbehandlung je nach Erkrankungsform

Antibiotikaprophylaxe

Chirurgische Antibiotikaprophylaxe

Neben hygienischen Maßnahmen und optimaler chirurgischer Technik helfen prophylaktisch verabreichte Antibiotika das Wundinfektionsrisiko nach operativen Eingriffen zu senken.

Indikationen für eine Prophylaxe

Das Wundinfektionsrisiko ist abhängig vom individuellen Patientenrisiko und von der Art des Eingriffes. Die Wundinfektionsraten sind bei Eröffnung von kontaminierten Körperhöhlen und vor allem bei Traumata und Perforationen mit verzögerter Wundversorgung am höchsten.

Indikationen für eine Prophylaxe (Beispiele):	
Gastrointestinaltrakt	(gangränöse oder perforierte Appendizitis, Traumata)
Herz, Gefäße	(Rekonstruktionen am Herzen)
Knochen	(offene Frakturen)
Harnwege	(Korrektur von Anomalien)
Kopf, Hals	(Shuntoperationen, Craniotomie)
Haut	(aufwendige plastische Rekonstruktionen)

Zeitpunkt der Antibiotikagabe

Das Antibiotikum sollte eine halbe bis maximal eine Stunde vor dem Operationsbeginn appliziert werden. Vergessene Antibiotikagaben, die mehr als zwei Stunden nach der Operation nachgeholt werden, bleiben wirkungslos.

Dauer der Prophylaxe

Für viele chirurgische Eingriffe genügt eine einzige präoperative Dosis, in seltenen Fällen mit höchstem Risiko kann eine Prophylaxe über 24 Stunden fortgeführt werden. Bei sehr lange dauernden Operationen und Verwendung von Antibiotika mit kurzer Halbwertszeit sollte eine weitere intraoperative Gabe des Antibiotikums erfolgen. Wenn die Kontamination bereits stattgefunden hat (z.B. perforierte Appendix, offene Fraktur oder Trauma mit verzögerter Wundversorgung) sollte eine frühe Therapie so schnell wie möglich begonnen und über einige Tage (3-max. 5 Tage) fortgesetzt werden.

Auswahl des Antibiotikums

Das gewählte Antibiotikum muß gut verträglich sein und die wichtigsten Erreger im Spektrum haben. Am besten haben sich systemische β-Laktamantibiotika bewährt. Die intravenöse Applikation gewährleistet ausreichende Konzentrationen am Ort der Infektion. Lokale Antibiotika können bei stark kontaminierten Operationswunden einen zusätzlichen Vorteil bringen.

Cephalosporine der 1. und 2. Generation, sowie Aminopenicillin/β-Laktamasehemmer und Staphylokokkenpenicilline sind geeignet bei Eingriffen mit Staphylokokken als erwartete Haupterreger wie z.B. in der orthopädischen und Herz-Gefäßchirurgie. Bei urologischen Eingriffen mit hohem Risiko können Cephalosporine der 2. Generation eingesetzt werden. In der Kolonchirurgie bewähren sich Antibiotika mit Anaerobier-Wirksamkeit wie z.B. Aminopenicillin/β-Laktamasehemmer, Cefoxitin oder als Alternative Kombinationen mit Metronidazol oder Clindamycin.

Infektionsprophylaxe

Eine Infektionsprophylaxe soll das Auftreten einer Erkrankung nach Erregerexposition verhindern. Etablierte Indikationen für eine prophylaktische Antibiotikagabe bestehen bei engem Kontakt mit Infektionen durch Meningokokken und Haemophilus influenzae Typ B sowie mit Keuchhusten, Scharlach und Tuberkulose.

Bei invasiven **Haemophilus**-Infektionen ist eine Prophylaxe in Säuglingsheimen sowie Kindergärten und Familien mit nicht geimpften Kindern unter 4 Jahren zu empfehlen.

Rifampicin

Erwachsene:	600 mg/d (1 ED) für 4 Tage
Kinder <12 Jahren:	20 mg/kg/d (1 ED) für 4 Tage

Eine **Scharlach**prophylaxe (= -therapie) ist indiziert bei Kindern mit engem Kontakt zu Erkrankten und positivem Rachenabstrich.

Eine **Pertussis**prophylaxe sollte bei ungeimpften Kindern bis zum 7. Lebensjahr erwogen werden, besonders bei Säuglingen und gefährdeten Kleinkindern (Herzfehler, Mukoviszidose): z.B. Clarithromycin 15 mg/kg/d 2 ED für 7 Tage.

Eine **TBC**-Prophylaxe erhalten Tuberkulin-negative Kinder in Familien mit einem Fall von aktiver Tuberkulose: INH 10 mg/kg/d (max. 300 mg) 1 ED für 3 Monate.

Prophylaxe gegen Meningokokkenerkrankungen:

Rifampicin

Erwachsene:	4 x 600 mg (alle 12 Stunden) p.o.
Kinder (1-12 Jahre):	4 x 5 mg/kg (alle 12 Stunden) p.o.
Säuglinge (3-12 Monate):	4 x 10 mg/kg (alle 12 Stunden) p.o.

Minocyclin

Erwachsene:	1 x 200 mg, danach 5 x 100 mg (alle 12 Stunden) p.o.
Kinder (>8 Jahre):	1 x 4 mg/kg, danach 5 x 2 mg/kg (alle 12 Stunden) p.o.

Rezidivprophylaxe

Ohne konsequente Antibiotikaprophylaxe ist nach **rheumatischem Fieber** in 30-50% mit einem Rezidiv durch Neuinfektion mit A-Streptokokken zu rechnen. Bei oraler Penicillinprophylaxe wird eine Resistenzentstehung von vergrünenden Streptokokken der Mundflora beobachtet. Dies kann bei Patienten mit rheumatischem Klappenfehler ein zusätzliches Risiko darstellen. Die wirksamste Prophylaxe ist durch intramuskuläre Gabe von Benzathin-Penicillin zu erzielen und daher Mittel der Wahl bei Patienten mit hohem Risiko (Klappenfehler, rezidivierendes rheumatisches Fieber, mangelnde Compliance). Bei Penicillinallergie kann alternativ ein Makrolid verwendet werden.

Eine antibiotische Prophylaxe ist bei allen rezidivierenden **Harnwegsinfekten** mit einem Drittel der therapeutischen Dosis einmal täglich abends indiziert; ferner auch nach erster Harnwegsinfektion bei begleitenden Mißbildungen wie vesikoureteralem Reflux, Urethralklappe, Megacystis, Megaureter sowie bei Zystitis mit Enuresis, Entleerungsstörungen der Blase und passageren operativen Harnableitungen. Die Dauer der Prophylaxe ist umso länger durchzuführen, je jünger das Kind ist und je nach Grundleiden verschieden: bei rekurrierenden Harnwegsinfektionen ohne Mißbildung 2-3 Monate, beim vesikoureteralen Reflux bis zu dessen Ausheilung, während der Dauer passagerer Harnableitungen und bei neurogener Blase mit intermittierendem Katheterismus sowie nach urologischen Operationen 3-6 Monate. Durch monatliche Harnkontrollen können asymptomatische Bakteriurien unter antibiotischer Prophylaxe ausgeschlossen werden (siehe Tabelle).

<u>Häufigste unter Antibiotikaprophylaxe selektionierte Harnkeime:</u>
Trimethoprim (Cotrimoxazol): teilresistente E. coli, Klebsiellen, Enterokokken
Aminopenicillin+β-Laktamasehemmer: teil- und multiresistente Klebsiellen
Cephalosporine: multiresistente Enterobacter cloacae, Enterokokken, Pseudomonas aeruginosa
Nitrofurantoin: (voll empfindliche) E. coli, Proteus, Klebsiella, Pseudomonas aeruginosa

Bei Kleinkindern mit häufigen Rezidiven einer **Otitis media** mit chronischer Mittelohreffusion im Rahmen von respiratorischen Infekten kann nach Ausschluß behandelbarer Ursachen (Adenoide, Allergie) in ausgewählten Fällen eine Antibiotikaprophylaxe während der Wintermonate erwogen werden.

Schema für Rezidivprophylaxe:

Krankheit	Erreger	Medikamente	Dosierung	Dauer
Rheumatisches Fieber	β-hämolysierende Streptokokken der Gruppe A	Depot-Penicillin oder PenicillinV oder Erythromycin	1,2 Mio IE, 1x monatlich 200.000 IE 2x tgl. 250 mg 2x tgl.	5 Jahre, rheumat. Karditis lebenslänglich
Rezidiv. Harnwegsinfekt, VUR I-III, rez. Zystitis mit Enuresis	E. coli (Darmflora)	Trimethoprim, Cefaclor oder Nitrofurantoin	1-2 mg/kg/d 1 ED 15 mg/kg/d 2 ED 1mg/kg/d abends	Monate
Rezidivierende Otitis media	Haemophilus infl., Pneumokokken, M. catarrhalis	Amoxicillin	25 mg/kg/d 1 ED	6 Monate

Komplikationsprophylaxe

Bei verschiedenen Formen der Immundefizienz bzw. im Rahmen spezieller invasiver Maßnahmen ist eine Antibiotikagabe zur Verhinderung infektiöser Komplikationen indiziert.

Pneumocystis carinii-Infektionen treten vor allem bei **T-Zell-Defekten** (HIV-Infektion, Di-George-Syndrom) bzw. unter zytostatischer Chemotherapie auf. In letzterem Fall soll eine Cotrimoxazol-Prophylaxe bis 6 Monate nach Beendigung der Chemotherapie fortgeführt werden.

Bei **humoralen Immundefekten** (Mb. Bruton) wird nur nach häufig rezidivierenden bakteriellen Infektionen (Pneumonien, Otitiden) eine antibiotische Prophylaxe je nach Erregernachweis zusätzlich zur Gammaglobulinsubstitution durchgeführt.

Unter dem selben Aspekt ist – abgesehen von Zytokingaben – eine Antibiotikaprophylaxe bei **Granulozytendefekten** (septische Granulomatose, Job-Syndrom, Chediak-Higashi-Syndrom) und **-bildungsstörungen** (Mb. Kostmann, zyklische Neutropenien) indiziert.

Für Kinder nach **Splenektomie** ist zur Abwendung einer „OPSI" (overwhelming post-splenectomy infection) neben aktiver Immunisierung gegen Pneumokokken, Meningokokken (erst nach dem 2. Lebensjahr sinnvoll) und Haemophilus influenzae B eine prophylaktische Gabe von Penicillin V (200.000 IE 2x tgl. p.o.) oder Benzathin-Penicillin (1,2 Mio IE alle 3-4 Wochen i.m.) für 2-4 Jahre empfehlenswert. Danach sollte schon bei Verdacht auf bakterielle Infektion eine frühe empirische antibiotische Therapie erfolgen.

Unreife Neu- und Frühgeborene < 1500 g haben insbesondere während stationärer Behandlung ein erhöhtes Risiko, eine **nekrotisierende Enterocolitis** (NEC) zu erleiden. Unter prophylaktischer Gabe von Gentamicin 15 mg/kg/d p.o. und Lactobacillus (10^5-10^9 Keime/Tag in 2 ED) bis zur Entlassung bzw. Erreichen eines klinisch stabilen Zustandes wurde eine deutlich geringere NEC-Inzidenz beobachtet.

Nach Harnblasenkatheterismus im Rahmen einer **Miktionszystoureterographie** sollte eine prophylaktische Antibiotikagabe (z.B. Cefaclor 40 mg/kg/d in 3 ED p.o.) über 3 Tage erfolgen; dies erübrigt sich bei Verwendung Antibiotika- (Gentamicin-) hältiger Röntgenkontrastmittel. Nach diagnostischem Einmalkatheterismus ist zur Verhinderung einer Infektion die völlige Blasenentleerung vor Katheterentfernung ausreichend.

Patienten mit angeborenen **Herzfehlern** bzw. nach **Herzoperationen** tragen ein erhöhtes Risiko, im Falle einer Bakteriämie an einer Endokarditis zu erkranken. Ein besonders hohes Endokarditis-Risiko besteht bei Trägern künstlicher Herzklappen und Conduits, nach systemisch-pulmonalen Shuntoperationen, nach bereits abgelaufener Endokarditis sowie unter Penicillinprophylaxe nach rheumatischem Fieber. Bei Eingriffen im Mund-/Rachenraum, am Verdauungstrakt sowie im Urogenitalbereich muß daher eine vorbeugende Antibiotikagabe erfolgen, die 30-60 Minuten vor dem Eingriff verabreicht wird. Für eine orale Prophylaxe eignet sich Amoxicillin (1. Dosis 50 mg/kg/max. 3 g, 2. Dosis nach 6 Stunden mit 25 mg/kg/max. 1,5 g) oder bei β-Laktam-Allergie Clindamycin (1. Dosis 10 mg/kg/max. 300 mg, 2. Dosis nach 6 Stunden mit 5 mg/kg/max. 150 mg). Bei Operationen im Gastrointestinal- und Urogenitaltrakt wird eine übliche präoperative Prophylaxe (s. Seite 127) durchgeführt, wobei das gewählte Antibiotikum grampositive Kokken inklusive Enterokokken im Spektrum haben sollte. Dafür eignen sich ein Aminopenicillin/β-Laktamasehemmer, bei sehr hohem Risiko Ampicillin+Gentamicin (ev. +Metronidazol oder Clindamycin) und bei zusätzlicher Penicillin-Allergie Kombinationen mit Vancomycin. Bei Antibiotika mit kurzer Halbwertszeit kann eine zweite Dosis nach 6 Stunden gegeben werden. Selbstverständlich muß jede bakterielle Infektion eines endokarditisgefährdeten Patienten ebenfalls entsprechend antibiotisch behandelt werden.

Ursachen für Mißerfolge antibiotischer Therapien

- **Krankheitsbezogen:**
  Unwirksames Antibiotikum
  Nicht erkannte Infektionssequestrierung
- **Patientenbezogen:**
  Fremdkörper
  Immundefizienz in bezug auf die Infektion
  Anatomische Defekte
- **Medikamentenbezogen:**
  Dosierungsfehler
  Schlechte Diffusion zum Infektionsort
  Inaktivierung durch Mischung mit anderen Medikamenten
- **Erregerbezogen:**
  Erworbene Resistenz
  Superinfektion durch resistente Erreger

INTERNATIONALE SUBSTANZNAMEN UND HANDELSNAMEN

Substanzname	Handelsnamen		
	Österreich	Schweiz	Deutschland
Amikacin	Biklin	Amikin, Biklin	Biklin
Amoxicillin	Clamoxyl, Ospamox, Supramox, Gonoform	Clamoxyl, Azillin, Supramox	Amoxypen, Amoxi-hexal, Clamoxyl
Amoxicillin/ Clavulansäure	Augmentin, Clavamox	Augmentin	Augmentan
Ampicillin	Binotal, Doktacillin (rectal), Standacillin	Arcocillin, Servicillin	Amblosin, Binotal, Pen-Bristol
Ampicillin/Sulbac-tam (i.v.) bzw. Sultamicillin (oral)	Unasyn	Unacid	Unacid
Azithromycin	Zithromax		
Azlocillin	Securopen	–	Securopen
Aztreonam	Azactam		
Bacampicillin	Penglobe	Bacampicin	Ambacamp, Penglobe
Benzathin-Penicillin	Retarpen	Penadur	Tardocillin
Capreomycin	Capastat	–	Ogostal
Cefaclor	Ceclor	Ceclor	Panoral
Cefadroxil	Duracef	Bidocef, Duracef	Bidocef
Cefalexin	Ospexin, Keflex	Ceporex, Keflex	Ceporexin, Oracef
Cefalotin	Keflin N	Keflin N	Cepovenin
Cefamandol	Mandokef		
Cefazolin	Gramaxin, Zolicef, Kefzol	Kefzol, Zolicef	Elzogram, Gramaxin, Zolicef
Cefepime	Maxipime	–	Maxipime
Cefetamet-Pivoxil	Globocef		
Cefixim	Tricef, Aerocef	Cephoral	Cephoral, Suprax
Cefmenoxim	Tacef	–	Tacef
Cefodizim	Timecef	–	Modivid
Cefoperazon	Cefobid	Cefobis	Cefobis
Cefotaxim	Claforan		
Cefotetan	Ceftenon	–	Apatef

Cefotiam	Spizef	Halospor	Spizef
Cefoxitin	Mefoxitin		
Cefpirom	Cefrom	Cefrom	–
Cefpodoxim-Proxetil	Biocef, Otreon	Orelox, Podomexef	Orelox, Podomexef
Cefsulodin	Pseudocef	–	Pseudocef
Ceftazidim	Fortum, Kefazim	Fortam	Fortum
Ceftibuten	Caedax	Cedax	Keimax
Ceftizoxim	Cefizox	–	Ceftix
Ceftriaxon	Rocephin		
Cefuroxim	Curocef	Zinacef	Zinacef
Cefuroxim-Axetil	Zinnat	Zinat	Zinnat
Chloramphenicol	Biophenicol, Chloromycetin, Halomycetin, Iruxolum, Kemicetin, Oleomycetin	Chloromycetin, Septicol, Serviclofen, Spersanicol, Suismycetin	Aquamycetin, Berlicetin, Chloramsaar N, Dispaphenicol, Oleomycetin, Paraxin, Posifenicol, Thilocanfol
Ciprofloxacin	Ciproxin	Ciproxin	Ciprobay
Clarithromycin	Klacid	Klacid, Klaciped	Klacid
Clemizol-Penicillin	Antipen, Clemipen	Megacillin	Megacillin
Clindamycin	Dalacin C	Dalacin C	Sobelin
Colistin	Colistin	–	–
Cotrimoxazol	Bactrim, Eusaprim, Ökotrim, Triglobe, Lidaprim	Bactrim, Cotrim, Eusaprim, TMS, Supracombin	Bactrim, Cotrim, Eusaprim, Triglobe
Dapson	in Isoprodian	–	Dapson
Dicloxacillin	in Totocillin (p.o.)	–	Dichlor-Stapenor
Dirithromycin	Dimac	–	–
Doxycyclin	Vibramycin (p.o.), Vibravenös (i.v.), Doxydyn, Supracyclin	Vibramycin (p.o.), Vibravenös (i.v.), Supracyclin	Vibramycin (p.o.), Vibravenös (i.v.), Supracyclin
Enoxacin	Gyramid	–	Gyramid, Enoxor
Erythromycin	Erythrocin, Erybesan, Monomycin	Erythrocin, Monomycin	Erythrocin, Eryhexal, Monomycin, Paediathrocin
Ethambutol	Myambutol		
Fleroxacin	Quinodis		
Flucloxacillin	Floxapen	Floxapen	Staphylex
Fosfomycin	Fosfomycin, Monuril	Fosfocin, Monuril	Fosfocin, Monuril
Fusidinsäure	Fucidin	Fucidin	Fucidine
Gentamicin	Refobacin	Garamycin	Refobacin

Imipenem-Cilastatin	Zienam	Tienam	Zienam
Isoniazid	INH, Neo-Tizide	Rimifon	Isozid, Tebesium
Josamycin	Josalid	Josacin	Wilprafen
(Latamoxef)	nicht mehr im Handel		
Lomefloxacin	Uniquin	Maxaquin	–
Loracarbef	Lorabid	–	Lorabid, Lorafem
Meropenem	Optinem	Meronem	Meronem
Metronidazol	Anaerobex, Flagyl, Trichex	Arilin, Flagyl	Arilin, Clont, Flagyl
Mezlocillin	Baypen	–	Baypen
Minocyclin	Minocin	Minocin	Klinomycin
Neomycin	Bykomycin	Neomycin	Bykomycin
Netilmicin	Certomycin	Netromycin	Certomycin
Nitrofurantoin	Furadantin retard, Urolong retard, Uro-Tablinen	Furadantin, Trocurine, Urodin, Uvamin retard	Furadantin, Urolong, Uro-Tablinen
Norfloxacin	Zoroxin	Noroxin	Barazan
Ofloxacin	Tarivid		
Oxacillin	Stapenor	–	Stapenor
Oxytetracyclin	Tetra-Tablinen	Terramycin	Terramycin
Paromomycin	Humatin		
Pefloxacin	Peflacine	–	Peflacin
Penicillin G	diverse Präparate		
Penicillin V	Ospen, Cliacil, Mack-Pen, Megacillin, Penbene	Cliacil, Fenoxypen, Megacillin, Ospen	Isocillin, Megacillin, Penicillat, Penhexal
Piperacillin	Pipril		
Piperacillin/Tazobactam	Tazonam	Tazobac	Tazobac
Pivmecillinam	Selexid	Selexid	–
Procain-Penicillin	Fortepen, in Retarpen compositum	Bicillin (nicht reg.)	Jenacillin, in Bipensaar, Hydracillin forte
Protionamid	in Isoprodian	–	Ektebin, Peteha
Pyrazinamid	Pyrafat	Pyrazinamid	Pyrafat
Rifampicin	Rifoldin, Rimactan	Rifoldin, Rimactan	Rifa, Rifoldin, Rimactan
Rifabutin	Mycobutin		
Rolitetracyclin	Reverin	–	Reverin
Roxithromycin	Rulide		
Spectinomycin	Trobicin	Trobicin	Stanilo
Spiramycin	Rovamycin	Rovamycine	Rovamycine, Selectomycin

Streptomycin	Streptomycin	–	Streptomycin, Strepto-Fatol
Sulbactam	Combactam	–	Combactam
Sulfadiazin	Flammazine	Flammazine	Sulfadiazin
Sulfamethoxazol	siehe Cotrimoxazol		
Teicoplanin	Targocid		
Tetracyclin	Achromycin, Hostacyclin	Achromycin, Tetraseptin	Achromycin, Hostacyclin
Ticarcillin/Clavu-lansäure	Timenten	Timenten	Betabactyl, Timentin
Tinidazol	Fasigyn	Fasigyn	Simplotan
Tobramycin	Tobrasix	Obracin, Tobrex	Gernebcin, Tobra-maxin
Trimethoprim	Alprimol, Monoprim, Motrim, Solotrim, Triprim, Wellcoprim	Monotrim, Primosept	Infectotrimet, Trimanyl, Trimono
Vancomycin	Vancomycin	Vancocin CG	VANCO-cell, Vancomycin

Antibiotika für lokale Therapie

Substanz	Präparat
Bacitracin	Nebacetin, Baneocin, Cicatrex
Chloramphenicol	Halomycetin, Oleomycetin, Kemicetin, Iruxolum
Chlortetrazyklin	Aureomycin
Ciprofloxacin	Ciloxan
Clindamycin	Dalacin
Erythromycin	Akne Cordes, Aknemycin
Framycetin	Leukase
Fusidinsäure	Fucidin
Gentamicin	Refobacin
Mupirocin	Bactroban, Turixin
Neomycin	Nebacetin, Baneocin, Cicatrex, Betnesol N
Norfloxacin	Zoroxin
Ofloxacin	Floxal
Oxytetrazyklin	Terramycin
Paromomycin	Humatin
Polymyxin E	Colistin
Polymyxin B	Otosporin
Sulfacetamid	Beocid Puroptal
Sulfadicramid	Irgamid
Sulfadiazin	Flammazine
Tobramycin	Tobrex

WEITERFÜHRENDE LITERATUR

- Deutsche Gesellschaft für pädiatrische Infektiologie (Ed.): Handbuch 1995, Infektionen bei Kindern und Jugendlichen. 1995. Futuramed Verlag, München
- H.-J. Schmidt, W. Solbach, H.-F. Eichenwald. Antibiotika und Infektionskrankheiten in der Pädiatrie. 1993. Gustav Fischer Verlag, Stuttgart-Jena-New York
- C. Simon, W. Stille: Antibiotika-Therapie in Klinik und Praxis. 1993. Schattauer, Stuttgart- New York
- R. D. Feigin, J. D. Cherry: Textbook of Pediatric Infectious Diseases. 1992. W. B. Saunders Company, Philadelphia
- J. S. Remington, J. O. Klein. Infectious Diseases of the Fetus and Newborn Infant. 1995. W. B. Saunders Company, Philadelphia
- R. E. Reese, R. F. Betts: Handbook of Antibiotics. 1993. Little, Brown & Company, Boston-New York-Toronto-London

INDEX

Abszesse
  intrakraniell 121
  sub-, epidural 121
Acetylcystein 40
Acylureidopenicilline 46
Aktinomyces
  gerensceriae 25
  israelii 25
Aktinomykose 25
Amikacin 66
Aminkolpitis 77
Aminoglykoside 66
Aminopenicilline 43
Amnioninfektionssyndrom 122
Amöbiasis 68; 77
Amoxicillin 43
  +Clavulansäure 43
Ampicillin 43
  +Sulbactam 43
Anaerobier 27
Angiomatose 110
Antibiotika 39
  bei Lebererkrankungen 88
  bei Niereninsuffizienz 89
  Dosierung/Neugeb. 124
  lokal 67; 87
  rektal 37
  Therapieüberwachung 38
  Verabreichungsmodus 36
Antibiotikaprophylaxe
  chirurgisch 133
  Infektions- 135
  Rezidiv- 136
Arthritis 118
Aspirationspneumonie 27
A-Streptokokken 6
Augeninfektionen 111
Augenlidentzündung 111
Augentropfen 112

Azithromycin 58
Azlocillin 46
Aztreonam 55

Bacampicillin 43
Bacillus 25
  anthracis 25
  cereus 25
Bacitracin 87
Bacteroides
  fragilis 27
Bartonella
  henselae 110
Benzathin-Penicillin G 39
Beta-Laktamase 19; 20; 43
  -Hemmer 45; 46
Biofilm 107
Blepharitis 111
Bordetella
  pertussis 23
Borrelia
  burgdorferi 30; 109; 112
Borreliose siehe Lyme-Borreliose
Branhamella siehe Moraxella
Bronchiektasen
  angeboren 107
Bronchitis 98
Brucellose 81
B-Streptokokken 8
Burkholderia
  cepacia 107

Capreomycin 131
Carbapeneme 56
Carboxypenicilline 45
Cefaclor 53
Cefadroxil 53
Cefalexin 53
Cefazolin 49

Cefepim 51
Cefixim 54
Cefotaxim 50
Cefotiam 49
Cefoxitin 50
Cefpirom 51
Cefpodoxim-Proxetil 54
Cefprocil 53
Cefradin 53
Ceftazidim 51
Ceftriaxon 50
Cefuroxim 49
Cefuroxim-Axetil 54
Cephaloridin 52
Cephalosporine 48; 53
Cephamycingruppe 50
  oral 53
  parenteral 48
Chlamydia
  trachomatis 32
Chlamydienkonjunktivitis 59
Chloramphenicol 81; 87
Chlortetrazyklin 87
Ciprofloxacin 85
Citrobacter
  freundii 20
Clarithromycin 58
Clavulansäure 43; 45
Clemizol-Penicillin G 39
Clindamycin 28; 61
Clofazimin 79
Clostridium
  difficile 27; 115
  perfringens 27
Colistin 107
Corynebacterium
  diphtheriae 25; 59
  haemolyticum 59
  minutissimum 108
Cotrimoxazol 63
Cycloserin 131
Cystische Fibrose siehe Mukovis-
  zidose

Dapson 79
Darmdekontamination
  selektiv 68
Dihydropeptidase 56

Diphtherie 26; 132
Diplokokken 15
Dirithromycin 58
Dosierungsfehler 35
Doxycyclin 83
Durchfallserkrankungen 115

Endocarditis 128
Endotoxine 4
Enterobacter
  aerogenes 20
  cloacae 20
Enterobakterien 20
Enterococcus
  faecalis 13
  faecium 13
Enterocolitis
  pseudomembranös 27; 61; 77
Enterokokken 13
Enterotoxine 4
Epiglottitis 97
Erysipel 108
Erythema
  chronicum migrans 109
Erythrasma 108
Erythromycin 58
Escherichia
  coli 18
Ethambutol 79; 129; 130
Ethionamid 131
Exotoxine 4

Fieber
  bei Neutropenie 125
  rheumatisch 136
Flavobacterium
  meningosepticum 75
Flucloxacillin 42
Follikulitis 108
Fosfomycin 73
Furunkel 108
Fusobacterium 27

Gastroenteritis
  bakteriell 115
Gastrointestinale Infektionen 115
Gaumenspalte 106
Geißel 3

Gentamicin 66
Giardiasis 68; 77
Glomerulonephritis
    Post-Streptokokken 108
Gyrasehemmer 85

Haemophilus
    influenzae 16
Hämolyse 6
Hämolytisch-urämisches Syndrom 18
Handelsnamen 141
Harnwegsinfektionen 113
    nosokomial 114
    Prophylaxe 136
Hautinfektionen 108
Herxheimer-Reaktion 40
Hoigne-Syndrom 40
Hordeolum 111

Imipenem/Cilastatin 56
Impetigo 108
Infektionsprophylaxe 135
intrazellulär 32
Isoniazid 130
Isoxazolylpenicilline 42
Ixodes
    ricinus 30

Josamycin 58

Kanamycin 131
Kartagener-Syndrom 107
Katzenkratzkrankheit 110
Kernikterus 34; 42; 64
Klebsiella
    pneumoniae 20
Knochenmarkssuppression
    aplastische Anämie 81
Komplikationsprophylaxe 138
    bei Frühgeborenen 138
    bei Granulozytendefekten 138
    nach Splenektomie 138
Konjunktivitis 111
Kontrazeptiva 40

Lavage
    bronchoalveoläre 104
Legionärskrankheit 23

Legionella
    pneumophila 23
Lincosamide 61
Lipopolysaccharid 4
Listeria mono-
    zytogenes 24
Lokaltherapie 67
Loracarbef 53
Lungenbiopsie 104
Lyme-Borreliose 30; 109
Lymphadenitis
    zervikal 99
Lymphknotenschwellung 110

Makrolide 58
Meningitis 113
    Meningokokken 119
    Neugeborene 119
    Shunt 120
Meningokokken 15
Meropenem 56
Metronidazol 28; 77
Mezlocillin 46
Minocyclin 83; 135
Mischinfektion 27
Monobactame 55
Moraxella
    catarrhalis 14
Morganella
    morganii 20
MOTT 29
MRSA 12
Mukoviszidose 22; 35; 66; 107
Mupirocin 87
Mycobacterium
    avium 29
    bovis 29
    chelonae 29
    fortuitum 29
    intrazellulare 29
    leprae 29
    tuberculosis 29
Mycobakterien 29
    atypisch 29
Mycoplasma
    hominis 31
    pneumoniae 31

Nebenwirkungen
  Alkoholintoleranz 52
  allergisch 40
  Ampicillinexanthem 44
  Blutungsneigung 52
  Gray-Syndrom 82
  Hoigne-Syndrom 40
  Hypernatriämie 45
  Ikterus 72
  interstitielle Pneumonitis 71
  Knorpelschäden 86
  Lyell-Syndrom 63
  Megaloblastenanämie 62
  Nephrotoxizität 67; 75
  Neurotoxizität 40; 70; 86
  Ototoxizität 67
  Photosensibilität 83; 86
  red neck-Syndrom 75
  Schmelzdefekte 83
  Stevens-Johnson-Syndrom 70; 86
Neisseria
  gonorrhoeae 111
  meningitidis 15
Neomycin 68; 87
Netilmicin 66
Neuroborreliose 109
Nitrofurane 70
Nitrofurantoin 70
Nitroimidazole 77
Nocardien 25
Norfloxacin 85

Ophthalmia
  neonatorum 32; 111
Orbitalphlegmone 111
Osteomyelitis 117
Otitis media 93
  akut 93
  Prophylaxe 137
  sekretorisch 93
Oxacillin 42
Oxytetrazyklin 87

Para-Aminosalizylsäure 131
Paromomycin 68; 87
Paukenhöhlenerguß 93

Penicillin G 39
Penicillin V 41
Peptostreptokokken 27
Pertussis 132
Prophylaxe 135
Pest 69; 81
Pharmakokinetik 34
Pharyngitis 92
Phlegmone 108
Pili 3
Piperacillin 46
Pneumocystis
  carinii 63
Pneumokokken 9
Pneumonie
  ambulant erworben 100
  bei Immunsuppression 105
  bei Schluckstörung 106
  Chlamydien 102
  Legionellen 105
  Mykoplasmen 100
  nosokomial 104
Pilze 105
Polymyxin 87
Polypeptide 87
Pontiac-Fieber 23
Porphyromonas 27
Prevotella 27
Procain-Penicillin G 39
Prophylaxe
  chirurgische 133
  Endokarditis 139
  Enterocolitis 138
  Haemophilus-Infektion 135
  Harnwegsinfektion 136
  Infektions- 135
  Komplikations- 138
  Meningokokken-Meningitis 135
  Otitis media 137
  Pertussis 135
  Rezidiv- 136; 138
  rheumatisches Fieber 136
  Scharlach 135
  Splenektomie 138
  Tuberkulose 135
Propionibacterium
  acnes 78
Proteinbindung 33

Proteus
  mirabilis 20
  vulgaris 20
Providencia
  rettgeri 20
Pseudoappendizitis 20
Pseudocholelithiasis 38
Pseudomonas 51; 81; 85
  aeruginosa 22
  mallei 81
Pyelonephritis 114
Pyodermien 108
Pyrazinamid 79; 130
Pyrimethamin 65

Quinolone 85

Resistenzentwicklung 21
Resorption 33; 37
Rezidivprophylaxe 136
Rifampicin 79; 130; 135
Rochalimea siehe Bartonella
Roxythromycin 58

Salmonella
  enteritidis 20
  paratyphi 20
  typhi 20
Scharlach 6; 132
  Exanthem 6
  Prophylaxe 135
Sepsis 127
  ambulant erworben 127
  bei Neutropenie 125
  neonatal 122
  nosokomial 127
  Therapie 127
Seromukotympanon 93
Serratia
  marcescens 20
Shigella
  dysenteriae 20
Sinusitis 95
  akut 95
  chronisch 95

Spiramycin 58
Spirochetaceae 30
Sporen 3
Staphylococcal-Scalded-Skin-
  Syndrom 11
Staphylococcus
  aureus 11
  epidermidis 11
  Methicillinresistenz 12
Staphylokokken 11
Staphylokokken-Penicilline 42
Stenotrophomonas
  maltophilia 107
Streptococcus
  agalactiae 8
  pneumoniae 9
  pyogenes 6
  viridans 128
Streptokokken
  Glomerulonephritis 108
Streptolysin 6
Streptomycin 69; 129; 130
Substanznamen 141
Sulfacetamid 87
Sulfadiazin 65; 87
Sulfadicramid 87
Sulfamethoxazol 65
Sulfisoxazol 65
Sulfonamide 65
Sultamicillin 43

Teicoplanin 74
Teratogenität 62
Tetrazykline 83
Therapieüberwachung 38
Ticarcillin 45
Tobramycin 66
Tonsillopharyngitis 92
Toxine 4
Toxizitätskontrollen 38
Toxoplasmose 59; 65
Trichomonas 77
Trimethoprim 62
  +Sulfonamid 63
Tuberkulose 29; 129
  Prophylaxe 135
Tuberkulostatika 29; 79; 129
Tularämie 69; 81

Ureaplasma
  urealyticum 31

Vancomycin 74
Verteilungsvolumen 33
Virulenz 3

Xanthomonas siehe Stenotrophomonas

Yersinia
  enterocolitica 20
  pseudotuberculosis 20

Zeckenstich 30
Zellwand 3
Zystourethritis 114
Zytoplasma 3